W0315414

# Inhalt

**VORWORT** ........ 7

**EINFÜHRUNG** ........ 12

**Kapitel 1: MUSKELWISSENSCHAFT** ........ 14

**Muskelwachstumsmechanismen** ........ 16

**1. Muskelspannung** ........ 16

**2. Muskelschaden** ........ 16

**3. Metabolischer Stress** ........ 17

**Muskelwachstum und Hormone** ........ 18

**Muskeln wachsen in der Ruhephase** ........ 19

**Unwahrscheinlich & schnelles Muskelwachstum** ........ 19

**Kapitel 2: POSITIVE MINDSETS** ........ 20

**Eine positive Denkweise bewahren** ........ 22

**Der Geist & Körper Link** ........ 23

**Unterbewusste Konditionierung** ........ 26

**Großartige Bodybuilding-Affirmationen** ........ 27

**Ziele setzen** ........ 28

**Schlüssel zur effektiven Verwendung der Affirmationen** ........ 29

**Kapitel 3: DIE DREI SÄULEN** ........ 30

**Homöostase** ........ 31

**Schlaf** ........ 32

**Richtlinien für den Schlaf** ........ 33

**Richtlinien für das Training** ........ 33

**Richtlinien für die Ernährung** ........ 34

**Balance ist der Schlüssel** ........ 34

**Kapitel 4: BODYBUILDING-MYTHEN** ........ 35

**Proteinpulver und Pre-Workouts** ........ 36

DMAA ... 36
Kreatin ... 37
Proteinpulver ... 37
Sojaprotein und Hormone ... 39
Steroide ... 40
Einige andere unrühmliche Erwähnungen ... 43
Genetik ... 44
Schraubengenetik ... 44
Einige Trainings-Tipps passend zu Ihrem Körpertyp ... 45
Skinny Ektomorph Typ ... 46
Quadratischer endomorpher Typ ... 46
Perfekter Mesomorph-Typ ... 47
Kapitel 5: TRAINING MIT IHREM KÖRPERTYP ... 48
Ektomorph-Training ... 48
Endomorph-Training ... 49
Mesomorph-Training ... 50
Kapitel 6: GRUNDLEGENDE TRAININGSPRINZIPIEN ... 51
Progressiver Widerstand ... 51
Wiederholungen ... 52
Training bis zum Muskelversagen ... 53
Sätze ... 53
Straight Sets ... 54
Zusammengesetzte Sätze ... 54
Super Sets ... 54
Tri-Sets ... 54
Giantsets ... 54
Drop-Sets ... 54
Volle Bewegungsumfang ... 55

Aufwärmen ... 55
Pausen zwischen den Sets ... 56
Krafttraining ... 56
Hypertrophisches Training ... 56
Ausdauer Training ... 57
Atmung ... 57
Dehnen ... 58
Kapitel 7: WIE DIE ERNÄHRUNG IHR TRAINING BEEINFLUSST ... 59
Die wichtigsten Grundlagen ... 60
1. Protein ... 61
2. Kohlenhydrate ... 61
3. Fette (oder Öle) ... 61
4. Wasser ... 61
Ernährung in Bezug auf Körpertypen ... 62
Ektomorph ... 62
Mesomorphe ... 62
Endomorphs ... 62
Super Shakes für Bodybuilding ... 63
Proteinreiche Snacks ... 63
Edamame ... 63
Kürbiskerne ... 64
Pochierter Fisch ... 64
Hart gekochte Eier ... 64
Köstliche Suppen ... 64
Ofen geröstete Tomatensuppe ... 66
Langsam gekochte Minestrone Suppe ... 67
Langsam gekochte Linsensuppe ... 68
Brokkolicremesuppe ... 70

Protein Pfannkuchen, Crêpes & Inspirationen ............ 71
Banana Fluff Pancakes: ............ 71
X3 Mandelmehl Pfannkuchen ............ 72
Spinat-Protein-Waffeln ............ 73
Erdnussbutter 3-Zutaten Pfannkuchen ............ 73
Kapitel 8: DAS 6-PACK UND DIE WISSENSCHAFT DAHINTER ............ 75
Der Körperfettanteil ............ 76
Bauchmuskelmasse ............ 76
Genetik und Abdominalstruktur ............ 76
Hartnäckige Bereiche und Körperfettspeicherung ............ 76
Körperfettanteil: Wie viel ist erforderlich? ............ 77
Bauch Workouts im Vergleich zu konventionellen Workouts ............ 78
Essen, um Ihr 6-Pack zu fördern ............ 80
Eiweiß ............ 80
Gesamtkalorien ............ 81
Kapitel 9: ERSTAUNLICHE KRÄUTER FÜR DEN MUSKELAUFBAU ............ 81
Was sind Kräuter? ............ 83
Der Einkauf von Kräutern & Zubereitung ............ 85
Kapseln und Tabletten ............ 85
Extrakte / Tinkturen ............ 87
Pulver ............ 87
Getrocknete Kräuter ............ 87
Zubereitete Tees ............ 88
Cremes und Salben ............ 88
Körperpflegeprodukte ............ 88
Beliebte Kräuter ............ 89
Kapitel 10: DAS WÖCHENTLICHE TRAININGSPROGRAMM ............ 93
Grundlegendes wöchentliches Core-Trainingsprogramm: ............ 94

Workout # 1 und Workout # 4 .... 94
Workout # 2 und Workout # 5 .... 95
Workout # 3 und Workout # 6 .... 95
Kapitel 11: DIE AUSFÜHRUNG DER ÜBUNGEN .... 96
Sitzende Kurzhantel Curls .... 96
Stehende Langhalten Rudern .... 98
Latzug Pulldowns .... 99
Kniebeugen .... 101
Kurzhantel Rudern .... 102
Beinstrecker .... 103
Beinbeuger .... 104
Kurzhantel Bankdrücken .... 105
Military Press .... 106
Stehende Seitheben .... 108
Bankdrücken .... 109
Multipresse: Schrägbankdrücken .... 110
Fly's .... 112
Stehende Trizeps drücken .... 113
Enges Bankdrücken .... 114
FAZIT .... 115
DANKSAGUNG .... 115
KONNTEST DU WAS LERNEN? .... 116
Bonus: VIDEOKURS UND FACEBOOK .... 117
EMPFEHLUNGSWERTE LITARATUR .... 118

# *Muskelaufbau*

## 11 Schritte wie Sie wirklich Muskeln aufbauen und Fett verbrennen

-

## Die Wahrheit die Ihnen jedes Buch verschweigt - 1kg in der Woche?

Health & Fitness Experte AZRAEL

Azrael Health & Fitness Experts
2. Auflage

Kontakt: Onur Kizilarslan Sudetenstrasse 50 76187 Karlsruhe
Covergestaltung: Fiver
Coverfoto: depositphotos.com

# VORWORT

*"Manchmal bekommst du einfach das richtige Buch. Ich kann es nicht einmal in Worten fassen, um zu erklären, wie großartig diese Informationen für mich gewesen sind. Ich verstehe endlich, warum ich vorher keine Ergebnisse bekommen habe. Ich bin definitiv, „Beeindruckt!!!"* – ***Tobias Bauer***

*"Alle Marktpillen, Zaubertränke und fix Lösungen sind falsch. Dieses Buch sagt dir, wie du deinen Körper auf natürliche Weise aufbauen kannst. Es funktioniert wirklich!"* – **Lars Winkel**

*"Meine Familie und Freunde sind schockiert über meine Körper Transformation. Zuerst dachten sie, ich nehme etwas!"* – **Dimitri Schmidt**

*"Das ist das beste Buch über Krafttraining für mich als Anfänger. Nach nur einer Woche sah ich bereits den Muskelaufbau. Dieser Typ ist mein Held, danke, Azrael."* – **Julian Steiner**

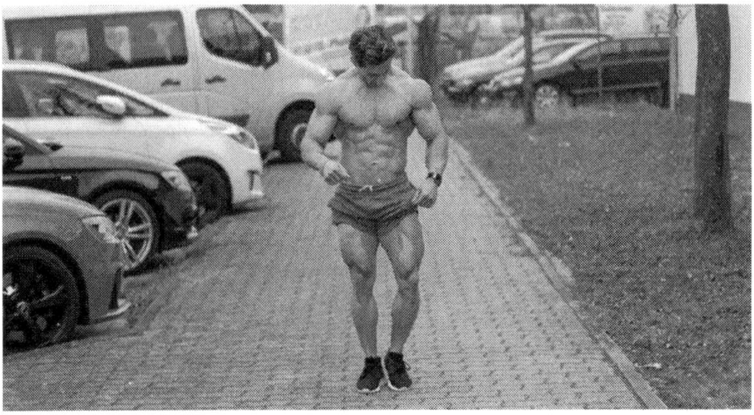

*„In unserer heutigen Welt gibt es kaum noch Dinge, die man mit Geld nicht kaufen kann. Und gerade deshalb ist es etwas ganz Besonderes, wenn es sich doch etwas findet, das man mit keinem Geld der Welt kaufen kann. Und genau diese Gegebenheit ist gegeben, wenn es um die Erarbeitung der optischen Ziele beim Krafttraining geht.*

*Denn kein Geld der Welt ersetzt die harte Arbeit, die für die Zielerreichung vonnöten ist. Genau aus dem Grund liebe ich diesen Sport, denn egal welchem Geschlecht, welcher Nationalität oder welcher gesellschaftlichen Schicht man angehört, jeder hat die gleichen Voraussetzungen und jeder muss von 0 beginnend sich sein Ziel hart erarbeiten.*

*Ich habe in diesem Buch die Möglichkeit bekommen, ein Vorwort an die Leser zu richten, damit dieser einen kleinen Einblick in die Welt dieses Sports bekommt und was diesen so besonders macht. Weshalb dieser Sport so etwas Besonderes ist, habe ich euch schon mitgeteilt. Jetzt möchte ich noch mitteilen, was in meinen Augen entscheidend ist, wenn es darum geht seine sportlichen Ziele zu erreichen. Entscheidend ist nicht der perfekte Trainings- oder Ernährungsplan, sondern die richtige Einstellung. Erfolg beginnt im Kopf und wer nicht die richtige Einstellung an den Tag legt, dem bringen auch noch so perfekte Pläne nichts. Die richtige Einstellung beginnt mit einem genau definierten Ziel, denn ohne Ziel gibt es auch keine Zielerreichung! Ist das Ziel genau definiert, so sollte dieses Ziel höchste Priorität genießen. Ist dem nicht der Fall, so kann ich euch direkt vorhersagen, dass ihr euer Ziel nicht erreichen werdet.*

*Denn genießt eure Ziel nicht eine hohe Priorität, so werdet ihr immer Dinge finden, die ihr über euer Ziel setzen werdet. Wem sein Ziel so wichtig ist, der brennt für sein Ziel und ist absolut entschlossen, dieses Ziel auch erreichen zu wollen. Und da interessiert es ihn auch wenig, wie lange es dauert, bis er am Ziel ist, denn er macht es so lange, bis er am Ziel ist! Legt ihr die richtige Einstellung an den Tag, so empfehle ich euch die Aneignung der Grundlagen in Training und Ernährung.*

*Denn egal welche Trainings- und Ernährungsform, sie basieren alle auf denselben Grundlagen. Habt ihr die richtige Einstellung und habt euch die richtigen Grundlagen angeeignet, so trennt euch nur noch kontinuierliche harte Arbeit von eurem Ziel.*

*Ich hoffe, ich konnte euch einen kleinen Einblick in diesen Sport gewähren und wünsche euch viel Spaß beim Lesen dieses Buches, in dem euch vom Autor die Grundlagen des Trainings nahegebracht werden."*

– Instagramer & Youtuber **baktogym**

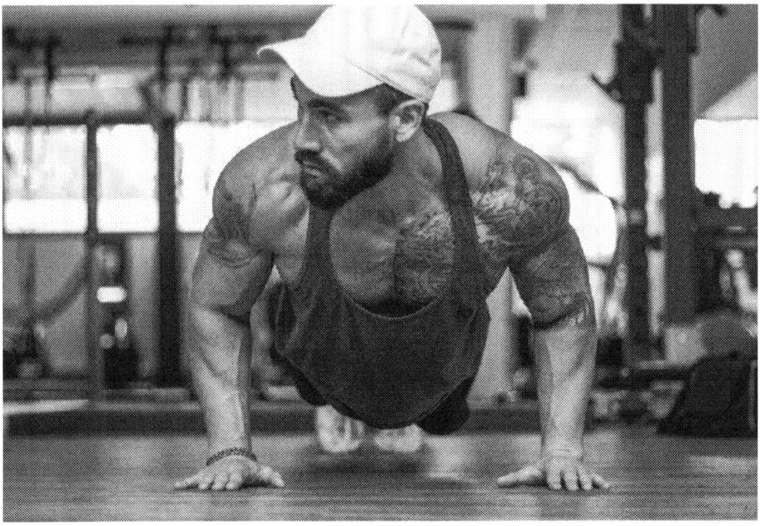

*„Ja dieser Typ da oben bin ich heute, aber das war nicht immer so. Ich bin dankbar dafür, dass ich heute hier das Vorwort zu diesem Buch schreiben darf. Wieso und weshalb ich mit dem Training angefangen habe? Meine Geschichte fängt damit an, dass ich mein Selbstbewusstsein in jungen Jahren verloren habe. Ich war ein sehr unsportlicher Mensch und habe in keinster Weise auf meine Ernährung geachtet und alles Mögliche in mich hinein „gefressen".*

*Zusätzlich habe ich meine Probleme mit Frustessen befriedigt. 110 kg habe ich auf die Waage gebracht, infolge dessen wurde ich auch sehr gemobbt. Täglich standen irgendwelche Kinder, auch Jugendliche vor mir und haben mich versucht, nieder zu machen. Für einen Heranwachsenden ist das immer besonders schlimm, jedenfalls habe ich mir geschworen, mein einziges Leben zu ändern und mir vorgenommen, alles anders zu machen. Von der Hauptschule zum Bankkaufmann und vom „Dickerchen" zum sportsüchtigen Mann. Das Wichtigste hierbei ist, sich selbst immer treu und menschlich zu bleiben. Ich finde, dies ist ein sehr wichtiger Aspekt in meinem Leben. Du kannst dich selbst zur besten Version deiner selbst machen, es ist möglich. Genau hier setzt dieses Buch an und leistet sehr gute Arbeit. Richtig gelesen, eine sehr gute Arbeit, denn es bietet dir die Möglichkeit, die Grundlagen des Trainings, die absolute Grundlage der Ernährung zu verstehen und sie umzusetzen, damit du deine Ziele erreichen und deinen Traumkörper erschaffen kannst. Es ist alles sehr ausführlich und detailliert beschrieben. Merket euch eines: Selbst ein Meister kann von einem Kind oder einem Tier lernen!*

***DENN NICHTS SPORNT MICH MEHR AN, ALS DIESE DREI WORTE: DAS GEHT NICHT. WENN ICH DAS HÖRE, GEBE ICH ALLES, UM DAS UNMÖGLICHE MÖGLICH ZU MACHEN.*** *Ich wünsche euch viel Spaß beim Lesen und Umsetzten dieses Buches."* – Instagramer **csmaxx** (Cenk Maximiliam Scholz)

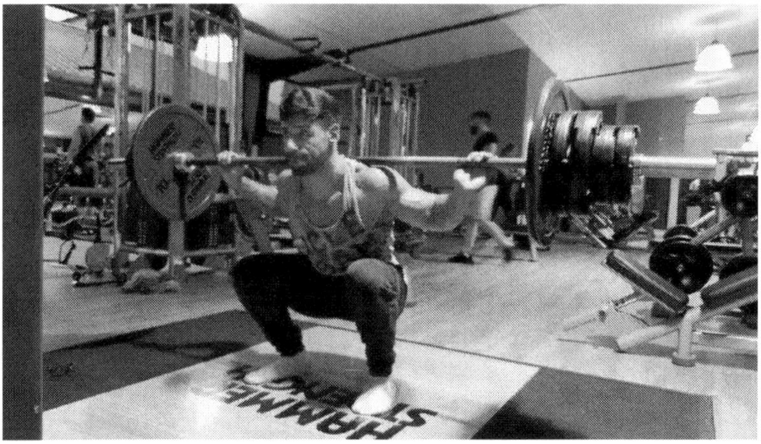

# EINFÜHRUNG

*"Was ist der Sinn, auf dieser Erde zu sein, wenn du wie jeder andere auch sein wirst?"* - Arnold Schwarzenegger

Ich bin wirklich froh, dass Sie sich für mein Buch entschieden haben, denn je schneller Sie lernen, was die richtigen und die falschen Wege sind, desto schneller werden Sie Ihrem Traumkörper ein Stückchen näherkommen. Zum Glück müssen Sie nicht den langen Weg durch Fehler gehen, weil ich sie bereits für Sie gemacht habe! Genau, ich habe hier getestet und da getestet. Tatsächlich hatte ich nie jemanden, der mir beibrachte, was zu tun ist, aber durch „try and error" habe ich ein ziemlich gutes Verständnis für die Kunst, den Körper zu modellieren, entwickelt.

Hallo! Mein Name ist Onur Kizilarslan aka Azrael und ich bin ein gebürtiger Deutscher aus Karlsruhe mit Türkisch/Amerikanischen wurzeln und - ja - dieser Typ, der über diesen Text ist meine Wenigkeit. Ich bin 29 Jahre alt und habe 13 Jahre Trainingserfahrung hinter mir. Ich habe einen Trainerabschluss/Trainerlizenz und habe bereits vielen Menschen dabei geholfen, Ihren Traumkörper zu erschaffen, aber meine Meinung zu diesen Lizenzen ist, dass man die meiste Zeit sowieso nicht viel davon hat. Ich meine, es gibt so viele Kurse, die gerade mal 6 Monate dauern, dann "BÄM!" Sie können sich dann Trainer schimpfen, loslegen und jemanden trainieren? Ohne jemals selbst die Ergebnisse zu haben, die sich Ihren Kunden wünschen!? Ich meine, seien wir mal ehrlich, der größte Bodybuilder aller Zeiten ist Schwarzenegger, und er hatte keinen Trainerschein.

Aber ich wette, Sie würden jeden seiner Ratschläge annehmen, richtig? Ja! Weil er es durchgemacht hat, und es geschafft hat, und somit auch weiß, was nötig ist, um seine Fitnessziele zu erreichen. Nun, und genau darum geht es in diesem Buch. Ich möchte meine Erfahrungen mit Ihnen teilen. Sie müssen also nicht die gleichen Fehler wie ich machen und können gleich von Anfang an alles richtigmachen. Ob Sie abnehmen oder an Gewicht zunehmen möchten, hier finden Sie Informationen für jeden, ob weiblich oder männlich, und für alle Körpertypen. Ich werde Ihnen die Wissenschaft hinter dem Muskelaufbau, die verschiedenen Körpertypen, die Rezepte mit hohem Proteingehalt, die Trainingspläne für Anfänger und natürlich auch eine Menge mehr erzählen.

Als Bonus bekommen Sie am Ende dieses Buches mein Videotraining von mir in Wert von 100,00 € gratis. Ist das nicht genial? Außerdem bekommen Sie Zugang zu meiner geheimen Facebook-Gruppe, worin Sie mir alle Fragen stellen und Informationen austauschen können. Danke, dass Sie hier sind. Ich weiß, Sie werden das Beste daraus machen. Sie können gleich anfangen, nachdem Sie dieses Buch gelesen haben. Also lassen Sie uns starten!

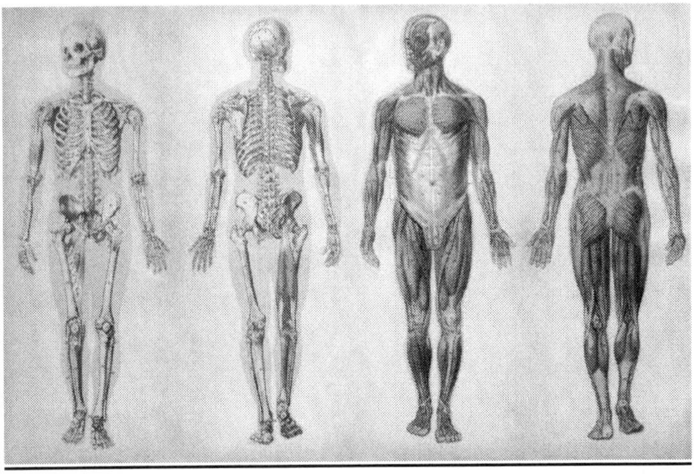

# Kapitel 1: MUSKELWISSENSCHAFT

Die grundlegende Wissenschaft des Muskelwachstums ist wichtig im Krafttraining. Erst wenn Sie verstehen, welche Muskeln in einem Zustand des Wohlbefindens (oder Homöostase) bleiben müssen, können Sie die Vorbereitung und die langfristige Gesundheit von ihnen als ein anhaltender Schlüsselfaktor unterstützen. Im Allgemeinen passen sich Muskeln ständig der Umwelt an. Und genau wie die Sonne den Körper als Abwehr gegen das Brennen bräunt, wachsen auch die Muskeln als Reaktion auf erhöhen Stress in der Muskulatur. Bevor wir anfangen, müssen wir uns einige der wichtigsten Punkte ansehen und ein klareres Bild davon bekommen, warum sich Muskeln so verhalten:

Nachdem Sie ein Training abgeschlossen haben, durchläuft Ihr Körper ein Stadium der Reparatur und des Ersatzes beschädigter Muskelfasern. In diesem zellulären Prozess werden die Fasern miteinander verschmolzen und bilden neue Muskel-Myofibrillen (Proteinstränge). Diese Myofibrillen, die repariert wurden, führen sofort zu einer Zunahme an Stärke und Verdickung der Muskelfasern. Das ist etwas was wir in der Wissenschaft als "Muskelhypertrophie-Wachstum" bezeichnen. Nichts davon passiert tatsächlich, während Sie die Gewichte heben. Dies geschieht während Ihrer Ruhezeiten. Doch wie genau bauen sich Muskelzellen auf? Nun, das ist die Funktion von Satellitenzellen, die wie Stammzellen funktionieren, obwohl sie nur für Ihre Muskeln zuständig sind. Sobald diese aktiviert sind, helfen sie, indem sie mehr Kerne zu Ihren Muskelzellen hinzufügen und folglich ein direktes Wachstum von Muskelzellen (Myofibrillen) bereitstellen.

Es ist die Aktivierung von Satellitenzellen, die den Unterschied ausmachen kann, wie bestimmte "genetische Freaks" immense Muskeln aufbauen können und warum andere Menschen, "die Hard-Gainer", es schwer haben. Die Forscher zeigten, dass in einer neueren Studie an Menschen, die als "extreme" Antwort auf Muskelwachstum bekannt waren und 58 % Myofibrillenhypertrophie aufwiesen, tatsächlich eine 23 %ige Aktivierung ihrer Satellitenzellen besaßen. Vergleichen Sie dies mit den bescheidenen Respondern, die ein Wachstum von 28 % aufwiesen und eine Aktivierung von 19 % in ihren Satellitenzellen hatten.

Obwohl beide Gruppen eine Zunahme zeigten, war der aufregende Teil der, in dem die "None" Responder platziert wurden. Es hat sich gezeigt, dass sie 0 % Wachstum aufwiesen, während sie eine 0-%-Aktivierung ihrer Satellitenzellen hatten. Das lässt uns glauben: Je mehr Sie Ihre Satellitenzellen aktivieren können, desto größer ist die Chance, dass Sie Muskeln aufbauen können. Jetzt ist die Frage, wie können wir die Satellitenzellen aktivieren und gleichzeitig das Muskelwachstum anregen?

## Muskelwachstumsmechanismen

Ein natürlicher Fortschritt des Muskelwachstums ist unsere Fähigkeit, die Muskeln kontinuierlich zu belasten. Es ist dieser Stress, der eine wichtige Komponente des Muskelwachstums ist und die Homöostase in Ihrem Körper unterbricht. Dieser konstante Stress (und die folgende Unterbrechung der Homöostase) ruft drei primäre Mechanismen hervor, die das Muskelwachstum fördern.

### 1. Muskelspannung

Um das Muskelwachstum zu steigern, müssen Stressfaktoren eingesetzt werden, die höher sind als die, an die sich der Körper (oder der Muskel) später angepasst hat. Wie ist das möglich? Ein Weg, dies zu tun, ist durch Heben von Gewichten, die progressiv schwerer sind. Dies erhöht die Spannung der Muskeln und unterstützt die Veränderungen auf zellulärer Ebene im Gewebe. Dies ermöglicht dann Wachstumsfaktoren, die die Aktivierung von mTOR und der wichtigsten Satellitenzellen umfassen. Muskelspannung kann auch die Verbindung der motorischen Einheiten innerhalb der Muskelzellen spürbar beeinflussen. Diese beiden anderen Faktoren können erklären, warum es stärkere Menschen gibt, obwohl sie normalerweise nicht so groß sind wie andere.

### 2. Muskelschaden

Muskelschäden treten auf, wenn Sie sich nach dem Training wund fühlen. Dies geschieht (häufiger als nicht) in einer bestimmten oder lokalisierten Region. Wenn dies passiert, werden entzündliche Moleküle freigesetzt (Schmerz) und

Zellen des Immunsystems, die Ihre Satellitenzellen aktivieren, springen dann in Aktion (Wachstum).

Dies könnte dazu führen, dass Sie denken, dass Sie sich wund fühlen müssen, damit dies geschieht, obwohl dies nicht der Fall ist. Stattdessen muss der Schaden durch das Training in den Muskelzellen vorhanden sein. Der Schmerz hingegen ist im Laufe der Zeit mit anderen Faktoren verbunden.

### 3. Metabolischer Stress

Sie werden schnell metabolischen Stress erleben, wenn Sie „das Brennen" oder „den Pump" in den Muskeln beim Trainieren fühlen. Zuvor haben Wissenschaftler die Theorie des Pumps infrage gestellt, jedoch wurde nach weiterer Untersuchung bewiesen, dass der Pump auch sehr wichtig ist. Schwellungen um den Muskel werden durch metabolischen Stress verursacht, der das Muskelwachstum unterstützt. Es führt jedoch nicht notwendigerweise zu einer Zunahme der Muskelzellengröße. Dies geschieht tatsächlich, wenn es zu einem Anstieg des Muskelglykogens kommt, das die Muskeln zur gleichen Zeit wie das Bindegewebe anschwellen lässt.

Diese Art von Wachstum wurde als "sarkoplasmatische Hypertrophie" bezeichnet und ist eine der Hauptarten, in der Sie größere Muskeln aufbauen, ohne dass dabei auch Ihre Stärke zunimmt. Jetzt können wir die drei Hauptfaktoren verstehen, die zu Muskelwachstum führen, und unsere nächste Frage ist: Wie werden unsere Hormone das Muskelwachstum beeinflussen? Sehen wir uns das als Nächstes an.

## Muskelwachstum und Hormone

Hormone spielen auch eine wichtige Rolle bei Muskelwachstum und -reparatur und dies liegt an ihrer Rolle bei der Regulierung der Satellitenzellaktivität. Insulinwachstumsfaktor (IGF) -1 und (insbesondere) Mecho-Wachstumsfaktor (MGF) werden benötigt. Beides (zusammen mit Testosteron) sind zwei der wichtigsten Faktoren, die das Muskelwachstum fördern.

Beim Training ist Testosteron das, was die meisten Menschen mit dem primären Hormon assoziieren. Testosteron unterstützt die Proteinsynthese, aktiviert die Satellitenzellen, hemmt den Proteinabbau und stimuliert verschiedene andere anabole Hormone. In Wahrheit ist der Großteil des Testosterons an den Körper gebunden und folglich nicht für den Gebrauch zugänglich (bis zu 98 %). Testosteron hilft auch bei der Stimulierung von Wachstumshormonen. Dies wird durch die Zunahme der Anwesenheit von Neurotransmittern in der beschädigten Faserregion durchgeführt.

Dies kann auch bei der Aktivierung von Gewebewachstum helfen. Der IGF passt die Mengen an Muskelmasse an, indem er jede Proteinsynthese ankurbelt. Dies geschieht, indem die Glukoseakzeptanz des Körpers erleichtert und Aminosäuren um partitioniert werden (Aminosäuren sind die Bausteine des Proteins). Diese Neupartitionierung ermöglicht die Skelettmuskelstruktur und hilft wiederum bei der Aktivierung der Satellitenzellen, was insgesamt zu einem Anstieg des Muskelwachstums führt.

## Muskeln wachsen in der Ruhephase

Wenn der Körper nicht genügend Nahrung oder Ruhe bekommt, können die anabolen Prozesse umgekehrt werden und der Körper wird in einen katabolen oder destruktiven Zustand geraten. Muskelprotein-Metabolismus-Reaktionen passieren (aus Widerstandsübungen) und sie dauern zwischen 24-48 Stunden. Daher sind Wechselwirkungen zwischen Mahlzeiten, die in diesem Zeitraum konsumiert werden, und jedem Proteinmetabolismus miteinander verknüpft.

Es lohnt sich, daran zu denken, dass Einschränkungen dafür sorgen, wie viel Ihre Muskeln physisch wachsen können. Vieles hängt vom Geschlecht, Alter und Genetik ab. Zum Beispiel haben männliche Körper mehr Testosteron als Frauen, was es ihnen erlaubt, insgesamt größere und stärkere Muskelgruppen aufzubauen.

## Unwahrscheinlich & schnelles Muskelwachstum

Muskelwachstum ist für die Mehrheit der Menschen langsam und das ist, weil Muskelhypertrophie seine Zeit braucht. Die meisten Menschen sehen keinen sichtbaren Anstieg für mehrere Wochen oder in einigen Fällen Monate. Dies ist aufgrund der Fähigkeit, wie gut Ihr Nervensystem Ihre Muskeln aktiviert. Neben diesem haben Menschen eine einzigartige unterschiedliche Genetik. Diese Unterschiede in der Hormonproduktion, den Muskelfasertypen und den physischen Zahlen machen einen Unterschied aus. Aktivierungsebenen von Satelliten können auch das Muskelwachstum einschränken. Um sicherzustellen, dass Sie Ihr Bestes tun, um Muskeln aufzubauen, muss die Muskelproteinsynthese Ihren Muskelproteinabbau übertreffen. Damit stellen Sie sicher, dass Sie Ihre besten Leistungen erzielen, um Muskeln aufzubauen. Das erfordert, dass Sie ausreichende Quellen an Proteinen (insbesondere essenziellen Aminosäuren) und Kohlenhydraten konsumieren, die den zellulären Prozess unterstützen, wenn Sie zerstörte Muskelgewebe wiederherstellen. Es ist wichtig für Sie, die Wissenschaft zu verstehen, die es den Muskeln ermöglicht zu wachsen, denn jedes sichtbare Muskelwachstum und scheinbare physische Veränderungen in der Muskelstruktur Ihres Körpers können sehr ermutigend sein.

## Kapitel 2: POSITIVE MINDSETS

"*Vision schafft Glauben und Glaube schafft Willenskraft. Im Glauben gibt es keine Angst und keinen Zweifel - nur absolutes Vertrauen in dich selbst.* " - Arnold Schwarzenegger

Die früheren Bodybuilding-Champions unserer Generationen haben sich auf zahlreiche Strategien verlassen, die es ihnen ermöglichten, ihren Weg durch zermürbende Workouts zu machen. Dies führte sie dazu, den Körper zu haben, der alle Neulinge von heute kontinuierlich inspiriert. Training und Ernährung sind die zwei Hauptaspekte, die mit dem Erreichen der physischen Perfektion verbunden sind. Es gibt jedoch eine weitere, wesentlichere Variable, die Champions wie Schwarzenegger, Haney und Coleman unterstützt hat. Dies ist das Konzept der Geisteskraft oder ihres Glaubens an sich selbst. Wenn Sie die Fähigkeit besitzen, sich auf einer psychologischen Ebene mit Ihren Muskeln zu verbinden, dann kann der Einsatz verschiedener Strategien entscheidend für den Erfolg sein. Arnold Schwarzenegger sah (und war davon überzeugt), dass sein Bizeps zu Berggipfeln werden würde. Es muss gesagt werden, dass er etwas Erstaunliches erreicht hat, und wie es einige behaupten würden, eine "beispiellose Muskelentwicklung" in diesem Bereich. Ein anderer war Tom Platz, der sich vorstellte, seine Quads würden wie riesige Ballons aussehen. Haben Sie jemanden gesehen, der mit seiner Beinentwicklung mithalten kann? Man kann hier etwas über Denkweise sagen und wenn Sie sich das Undenkbare vorstellen, können Sie enorme Gewinne erzielen.

Allerdings kann die Verwendung von Geisteskraft bei der Unterstützung Ihrer Bodybuilding-Leistungen erheblich komplizierter sein. Es erfordert echte Konzentration und Entschlossenheit. Gedankenfokus insgesamt erfordert immense Anstrengungen, wenn eine vollständige Konzentration angestrebt wird. Wenn Sie versuchen, einen Satz mit der notwendigen Intensität zu vervollständigen, wird die Aufmerksamkeit auf die Korrektur Ihrer Form (während die Visualisierung beibehalten wird) vollständig fokussiert. Eine der besten Strategien, um Ihren Fokus zu verbessern, besteht darin, ruhig vor jedem Satz zu sitzen und dabei die Aufgaben zu berücksichtigen, die Sie sich selbst gesetzt haben. Und dies sollte getan werden, um alle unnötigen Informationen zu blockieren.

Streunende Gespräche, das Radio oder irgendwelche abstoßenden Gedanken und / oder Menschen, die in Ihrer direkten Umgebung sind, müssen gehen. Diese können alle als Unterbrechungen angesehen werden und sind für Ihr perfektes Set nutzlos. Es ist auch nützlich, genau zu bestimmen, was Sie für ein bestimmtes Set erreichen möchten. Dies beinhaltet die Anzahl der Wiederholungen, eine korrekte Form und das Gefühl in den Muskeln. Diese

Unterscheidungen gelten alle als wichtige Faktoren und sie sind absolut Ihre Aufmerksamkeit wert.

Eine positive Denkweise bewahren

Positive Visualisierungen und Zielsetzungen sind entscheidende Variablen bei der Verbesserung der eigenen Denkweise. In der Tat ist es zweifellos sehr wichtig, den Fokus zu behalten, wie im vorherigen Abschnitt erwähnt wurde. Es ist jedoch ebenso wichtig, die positive Einstellung zu bewahren. Dies gilt auch, wenn Sie nicht trainieren. Es gibt viele soziale Probleme in der heutigen schnelllebigen Welt um uns herum. Es ist nicht immer leicht, Ruhe und Konzentration für einen längeren Zeitraum aufrechtzuerhalten. Dennoch ist es außerordentlich wünschenswert, eine positive Denkweise zu entwickeln. Top-Profis in jeder Sportart verfügen meist nur über sehr wenige externe Ablenkungen, was ihnen wiederum die Befriedigung ermöglicht, sich auf Trainingsziele mit relativer Effizienz konzentrieren zu können.

Das Geheimnis bei der Durchführung eines physischen Ereignisses (einschließlich Krafttraining) besteht darin, sich geistig in einen Moment zu versetzen, in dem Sie auf dem höchstmöglichen Level sind. Sich mit den Ereignissen von gestern zu beschäftigen oder was morgen passieren könnte, ist für die vorliegende Aufgabe irrelevant und sollte von Ihren Gedanken gänzlich blockiert werden. Wenn Sie eine positive Einstellung beibehalten können, ist es viel einfacher, abzuschalten und sich in Ihr Trainingssystem einzutauchen. Wenn Sie sich auf irgendwelche negativen Eigenschaften des Lebens konzentrieren, verschleiert dies nur das, was in der gegenwärtigen Zeit geschieht, und als Ergebnis werden Sie feststellen, dass es Ihre Trainingsleistung beeinträchtigt. Es gibt verschiedene

Möglichkeiten, wie Sie Ihr positives Denken verbessern können. Dazu gehören die Distanzierung von negativen Menschen oder der Verzicht auf unerwünschte Aktivitäten wie Faulheit, übermäßiger Alkoholkonsum oder Rauchen. Positive Visualisierungen und das Setzen von Zielen sind wichtige Faktoren, wenn Sie Ihre positive Einstellung verbessern möchten. In den Momenten, in denen Sie still vor jedem Satz sitzen, stellen Sie sich genau vor, was Sie während des Sets erreichen möchten. Dies kann in der Stunde vor jeder Trainingseinheit erfolgen und hat sich als sehr wertvoll erwiesen. Auf der anderen Seite, wenn Sie über Ihr Training 24 Stunden am Tag nachdenken, ist es nicht sehr förderlich für die Entwicklung einer positiven Einstellung. Dies kann (und wird es wahrscheinlich) zu geistigem Burnout und Entmutigung führen. Am Ende dieses Buches werde ich Ihnen ein tolles Buch über positives Denken vorstellen. Ich rate Ihnen, sich dieses Buch zu holen, es wird Ihnen allgemein weiterhelfen im Leben.

## Der Geist & Körper Link

Damit Sie die vollkommene mentale Konzentration erreichen, ist es wichtig, dass Sie Ihre mentalen und kognitiven Verbindungen weiterentwickeln. Es wurde bewiesen: Je überlegener die Eignung eines Athleten in seinem gewählten Sport ist, desto mehr werden sie geschickter bei der Anwendung einer bestimmten Aktion oder einer bestimmten Übung. Dies gilt insbesondere dann, wenn sie bestimmte Muskelgruppen präzise ansteuern können. Unbestreitbar, und was Bodybuilding betrifft, ist es wichtig, den Einfluss genau zu visualisieren. Je besser eine Person fokussieren kann, desto besser kann sie ihre geistigen und Muskelverbindungen erfolgreich entwickeln. Was ist der beste Weg, dies zu erreichen? Wenn Sie alle Ihre verschiedenen Muskelgruppen studieren und die Fähigkeit erwerben, die einzelnen Muskeln zu identifizieren, können Sie schließlich lernen, ob diese Übungen die gewünschte Wirkung haben. Viele Menschen können ein Gewicht für eine vorbestimmte Anzahl von Wiederholungen heben. Allerdings sind sich nur sehr wenige der Gedanken und Muskelverbindungen bewusst. Arnold Schwarzenegger empfahl das „Flexen" von Körperteilen vor dem Training. Er nannte das „Mit Deinen Muskeln in Kontakt kommen".

Dies ist ein einfacher Weg, um die Verbindungen zwischen Geist und Muskeln zu entwickeln. Ein gutes Beispiel ist das flexen (Anspannen) der Brust, indem man die Arme nach außen drückt. Dies repliziert die Aktionen, die Sie beim Bankdrücken ausführen. Es ist diese schiebende Aktion, die den Geist dazu bringt, genau zu wissen, wie sich das Bankdrücktraining anfühlen sollte. Wenn Sie das Bankdrücken durchführen, werden mehr Fasern aktiviert, wenn die Hebelbewegung in die Rille gelegt wird, dies geschieht durch das Vorbeugen der Muskeln. Eine weitere Möglichkeit, die Verbindung zwischen Geist und Muskeln zu stärken, besteht darin, dass ein Trainingspartner den Bereich, den Sie trainieren werden, zufällig berührt oder antippt. Sie werden feststellen, dass Ihre Aufmerksamkeit unbewusst auf diesen Bereich gerichtet ist.

Dadurch werden die Trainingsenergien konzentrierter und entsprechen der Art und Weise, wie Sie die Übung durchführen. Wenn Sie die Verbindungen zwischen Geist und Muskeln gestärkt haben, können Sie auch muskuläre Einschränkungen negieren. Dies wirkt ähnlich wie das Aufwärmen und dehnt auch die gewünschten Muskeln, die helfen, Muskelschäden durch das schwere Heben zu verhindern. Ein gutes Beispiel sind schwere Kniebeugen, bei denen starke Widerstände auf die Muskeln ausgeübt werden.

## Unterbewusste Konditionierung

Das Ziel, in der Lage zu sein, enorme Mengen an Muskelmasse zu gewinnen, erfordert mehr als nur das reine Training und das Blockieren jeglicher Ablenkungen. Diese Dinge können bedeutsam sein, doch um herausragende Erfolge zu erreichen, müssen Sie Ihr Unterbewusstsein konditionieren. Ihr Unterbewusstsein ist die Region des Geistes, die genau unter der Ebene des Bewusstseins wirkt. Alles im Leben, sei es real oder imaginär, kann Sie auf einer unterbewussten Ebene stimulieren und daher auch dazu führen, auf sehr spezifische Weise zu denken oder zu handeln. Um es zusammenzufassen: Negative Denker neigen dazu, auf unerwünschte Ereignisse zu stoßen.

Auf der anderen Seite neigen Menschen, die ständig positiv denken dazu, dass meiste aus dem Leben herauszuholen. Die echten Champions im Bodybuilding sprechen selten von sich selbst in einem negativen Licht und malen sich immer positiv aus. Dies geschieht absichtlich. Darüber hinaus neigen sie dazu, in den meisten Bereichen ihres Lebens gleich positiv zu sein. Wenn Sie danach streben, ein ewiger Optimist zu werden (und zu bleiben), kann dies Ihr ganzes Leben verändern.

Dies kann möglicherweise der einzige, wichtigste Schritt sein, den ein Champion machen kann. In der Tat ist der beste Weg, um Ihr Unterbewusstsein zu konditionieren, positive Bestätigungen auf einer kontinuierlichen Basis zu üben. Affirmationen sind positive Gedanken oder Aussagen, die Sie wiederholen. Diese werden im Unterbewusstsein als Grundlage der Inspiration für gegenwärtige und zukünftige Handlungen eingepflanzt. Affirmationen können dem Unterbewusstsein beibringen, mentale und physische Barrieren zu überwinden, die zuvor für unmöglich gehalten wurden. Sie sind eines der einfachsten und besten

Werkzeuge zur Überwindung negativer Denkprozesse und tragen wesentlich dazu bei, Ihr Selbstwertgefühl als Individuum zu steigern.

Großartige Bodybuilding-Affirmationen

- "*Ich werde die Kraft für das heutige Training haben und ich werde alle Hindernisse überwinden.*"
- "*Ich werde heute all meine persönlichen Bestzeiten übertreffen.*"
- "*Die gesunden Nahrungsmittel, die ich esse, tragen zu meinem überlegenen Muskelwachstum bei.*"

Diese Bestätigungen sind ein respektabler Anfang, aber es ist am besten, sie für bestimmte Ziele auf einer bestimmten Basis auszuwählen. Eine Affirmation, die zu weit gefasst ist, wird niemals funktionieren, weil Sie keinen bestimmten Zielfokus im Auge haben. Trigger-Wörter können verwendet werden, um Sie persönlich zu motivieren und zu stimulieren.

Ein Trigger-Wort könnte zum Beispiel "**spektakulär**" sein. Wie in "*Ich werde heute spektakuläre Ergebnisse erleben.*" Verwenden Sie Wörter, die Sie anregen und stimulieren. Sagen Sie sie jeden Morgen und Abend vor dem Spiegel, um Ihr Unterbewusstsein zu trainieren.

## Ziele setzen

Das Setzen von Zielen führt zu Ihrem Erfolg beim Krafttraining und hilft Ihnen auch, Ihre Ergebnisse zu maximieren. Die eine Sache, für die Sie sich entscheiden müssen, ist: Was wollen Sie erreichen, indem Sie diese Ziele setzen? Dies gibt den Zielen, die Sie sich selbst gesetzt haben, Bedeutung. Sowohl langfristige als auch kurzfristige Ziele sollten festgelegt werden. Kurzfristige Ziele sollten 1 Woche bis zu 6 Monaten abdecken und langfristig sollten 6 Monate und mehr abdecken. Eine gute Regel besteht darin, drei kurzfristige Ziele zu setzen, die einem langfristigen Ziel entsprechen.

### Kurzfristige Ziele

Beispiel: Verwenden Sie alle verfügbaren Fitnessgeräte und führen Sie einen Satz innerhalb der ersten zwei Trainingswochen aus. Sit-ups mit 3 Sätzen bestehend aus 12 Wiederholungen an allen Abdominaltagen. Ersetzen Sie eine Mahlzeit während des Tages mit einem Salat oder einem Supplement (Shake).

### Langzeit Ziele

Beispiel: Ziel ist es, 20 kg in 8 Monaten zu verlieren.
Innerhalb von 1 Jahr können 80 kg Bankdrücken durchgeführt werden.
Innerhalb von 6 Monaten erhöhen der Bizeps auf Größe 35 cm.

Schlüssel zur effektiven Verwendung der Affirmationen

- Verwenden Sie Affirmationen, die für Ihre Ziele spezifisch sind
- Beginnen Sie jeden Tag mit einer positiven Bestätigung
- Verwenden Sie Affirmationen häufig (sagen Sie sie sich den ganzen Tag über)
- Verwenden Sie nur positive Wörter und ersetzen Sie negative durch eine positive Alternative
- Handeln Sie nach Ihren Affirmationen

Mental-Training, wie in diesem Kapitel beschrieben, ist genauso wichtig wie jedes Muskeltraining, wenn Sie nach überlegenen Ergebnissen streben. Wenn Sie etwas über frühere Bodybuilding-Champions lesen, wird all dies offensichtlich.

Ein gut konditionierter Geist ist die halbe Miete beim Muskelaufbau. Wenn Sie es sich vorstellen können, können Sie es auch tun. Die Konditionierung des Verstandes für Größe ist jedoch kein einfacher Prozess. Sie müssen viel Planung und Aufwand durchführen. Die Fokussierung Ihres Geistes und die Fähigkeit, eine positive Einstellung zu erreichen und aufrechtzuerhalten, lässt Sie alles tun. Eine gesunde Konditionierung des Unterbewusstseins kann zu unglaublichen Ergebnissen führen. Fangen Sie jetzt damit an und stellen Sie sich Ihren Weg zu einem großartigen Körperbau vor.

*"Der Verstand ist die Grenze. Solange der Verstand sich vorstellen kann, dass man etwas tun kann, kann man es tun, solange man wirklich 100 Prozent daran glaubt."* - Arnold Schwarzenegger

# Kapitel 3: DIE DREI SÄULEN

Werfen wir einen Blick auf die Bedeutung der "Drei Säulen" als ein Konzept für unseren anhaltenden Fokus für ein erfolgreiches Krafttraining. Wenn wir uns diese zentrale Strategie ansehen, können wir die Schlüsselbereiche der Fokus Platzierung beurteilen, die somit zu Erfolg, Wachstum und Gesundheitserhaltung führen können, die sicher, ergebnisorientiert und positiv sind. Wie bei jeder neuen Regelung oder jedem neuen Plan hat die Bedeutung von Gesundheit und Sicherheit immer Vorrang.

Wenn die drei Säulen beibehalten werden, sind die Ergebnisse definitiver und progressiver. Darüber hinaus werden Sicherheit und Gesundheit im Vordergrund stehen und als unabdingbare Voraussetzung für das Ziel des Krafttrainings bleiben. Mit einem vollständigen Fokus auf die drei Säulen können Sie im Laufe der Zeit immer wieder großartige Ergebnisse erzielen. Und in Wirklichkeit ist das Bedürfnis nach großartigen Ergebnissen der Zweck des Krafttrainings, um unser Endziel zu erreichen.

**Die 3 Säulen sind:**

- Schlaf
- Training
- Ernährung

Homöostase

Lassen Sie uns für einen Moment über den Tellerrand schauen. Lassen Sie uns ein Auto benutzen. Lassen Sie uns das hier als Metapher verwenden, nur damit wir den Kern des wichtigen Punktes verstehen können, den wir zu verstehen versuchen. Also im Grunde sind Sie das Auto, und Sie wollen das bestaussehende sein, das am meisten gebaute, das je gemacht wurde! Nicht wahr? Und nicht nur von außen. Auch von innen wollen Sie das Beste sein. Der beste Motor, das beste von allem, so brüllen Sie wie ein Löwe, der nicht wie ein Kätzchen schnurrt. Und es ist egal, welche Art von Auto Sie sind... Sie wollen nur die beste Version dieses Modells sein, was auch immer es ist. Also brauchen Sie den besten Treibstoff (Ernährung), eine hohe Leistung (Training) und eine perfekte Wartung, um das Auto in guter Form zu halten, nach der ganzen Hölle, die Sie durchgemacht haben (Schlaf).

Wenn eines dieser Dinge nicht regelmäßig erfolgt, dann werden Sie (als das Auto) keine Power-Maschine sein! Es klingt vielleicht ein bisschen klischeehaft, aber tatsächlich müssen wir uns überlegen, was für unsere Ergebnisse, die wir erreichen wollen, am besten funktioniert. Sie würden sicherlich kein Billig-Öl in ein Nascar tanken, nicht wahr? Oder würden Sie vergessen, einen Lamborghini nicht abkühlen zu lassen, nachdem er mehrere Runden auf der Strecke gemacht hat? Ich meine, die Ergebnisse wären sowieso nicht erreichbar, nicht langfristig. Nun, auch wenn Sie keine Autos mögen - das ist in Ordnung, Sie können die gleiche Metapher mit einem Hund oder irgendetwas anderen verwenden, das Liebe, Sorgfalt und Wartung erfordert. Pflanzen sind auch ein großartiges Beispiel für das Verständnis dieses Konzepts. Ich möchte nur, dass Sie diese Idee in Ihrem Kopf abspeichern, damit Sie verstehen, warum die drei Säulen zu jeder Zeit im Vordergrund stehen müssen. Nicht nur manchmal. Auf diese Weise bleiben Ihre Gesundheit, Ihre Leistung, Ihre Sicherheit und Ihre Arbeitseinstellung auf Ihre Ziele ausgerichtet. Wir möchten, dass dies in einer positiven, erfolgreichen Art der fortlaufenden, auf der Realität basierenden Leistung geschieht. Ansonsten wird es einfach nicht funktionieren. Nehmen wir zum Beispiel einen Fluss: Ein Fluss enthält viele Dinge, die darin schwimmen. Fische und andere Kreaturen, die sich auf ihr Überleben verlassen. Stellen Sie sich vor, Ihre Muskeln sind die Fische. Dieser Fluss braucht bestimmte Dinge, damit der Fisch gedeihen und überleben kann. Die Temperatur, der Sonnenschein, das Essen, das Säure- / Alkalinitätsniveau (PH). All diese Dinge müssen zusammen harmonieren. Sie geben mir da sicher recht, nicht wahr? Nun, die "Homöostase" des Flusses (genau wie die Homöostase Ihres Körpers) beeinflusst den Fisch sehr. Also, wenn Ihr Körper der Fluss ist (metaphorisch gesprochen) und Ihre Muskeln die "Fische" sind, können Sie die Verbindung leicht sehen. Ihre Muskeln werden überleben und gedeihen auf die Homöostase Ihres Körpers. Das ist sicherlich richtig. Wenn Sie also sicherstellen, dass die drei Säulen erhalten bleiben, überleben Sie nicht nur, sondern gedeihen auch. Und das ist das Ziel hier, um Ihrem Körper die Möglichkeit zu geben, aus einer Gewichtstrainingsperspektive zu gedeihen.

## Schlaf

Schlaf und Erholung sind wichtige Faktoren, um die Homöostase für den Körper zu erreichen. Und wenn der Körper ausreichend Schlaf hat, kann er sehr gut funktionieren. Homöostase ist die "perfekte" Harmonie, die auf zellulärer Ebene benötigt wird, damit der Körper an seinem optimalen Punkt funktioniert. Die Zellen können Reparatur, Wachstum und dringend benötigte Heilung erreichen, wenn die Homöostase aufrechterhalten wird. Das heißt, die Zellen in Muskeln und Bindegewebe haben auch die Chance, gut zu wachsen. Weil, wie Sie wissen, bestehen sie aus Zellen. Und sie werden sich auch in einer "homöostatischen" Umgebung leichter und effizienter erholen können. Sie richtig zu behandeln, ist von größter Bedeutung. Es ist der Schlüssel.

## Richtlinien für den Schlaf

- 7 bis 8 Stunden pro Nacht
- Seien Sie in einem entspannten Zustand, bevor Sie schlafen gehen
- Schalten Sie elektronische Geräte 1 bis 2 Stunden vor dem Schlafengehen aus, um die Handhabung zu erleichtern
- Yoga und Meditation können die Schlafförderung unterstützen
- Machen Sie den Raum so dunkel wie möglich - Schlafmasken sind zu empfehlen

## Richtlinien für das Training

- Regelmäßiges Training ist der Schlüssel
- Trainieren Sie mit einer 3-Tages-Split-Routine
- Konzentrieren Sie sich in Gewichts-Workouts auf zusammengesetzte Bewegungen (große Muskelgruppen)

- Konzentrieren Sie sich auf die größeren Muskelgruppen in der Rheinfolge - oberer Rücken, Brust, Schultern, Waden, Oberschenkel, Arme und Bauchmuskeln
- Positivität ist der Schlüssel
- Belohnen Sie sich mit positiven Affirmationen und stressfreien Momenten

## Richtlinien für die Ernährung

- Essen Sie jeden Tag 3 bis 5 ausgewogene Mahlzeiten
- Beinhaltet "Fleisch", Lebensmittel wie Fisch, Schweinefleisch, Huhn, Rindfleisch, Eier und Soja
- Ergänzen Sie Ihre Ernährung mit Nährstoffen, Vitaminen und Mineralstoffen aus nahrhaften Lebensmitteln und nicht mit Vitamintabletten

## Balance ist der Schlüssel

Um ein optimales Muskelwachstum zu erreichen, müssen die drei Säulen im Gleichgewicht sein. Alle drei sind gleich wichtig. Ein Regime, in dem richtig geschlafen und trainiert wird aber eine schlechte Ernährung stattfindet, wird nicht funktionieren. In diesem Fall werden die Muskeln langsam repariert und es können Verletzungen von nicht geheilten und überreizten Muskeln auftreten. Richtige Ernährung und gutes Training, doch ohne genug Schlaf wird auch nicht funktionieren. Die Muskeln werden nicht ausgeruht sein, werden nicht repariert und können nicht wachsen. Und schließlich: Gute Essgewohnheiten mit viel Schlaf, in Verbindung mit einem schlechten Training, wird auch nicht funktionieren. In diesem Fall wird es nicht den richtigen

Widerstand gegen die Muskeln geben, damit sie sich anpassen und richtig wachsen können. Die drei Säulen schaffen eine homöostatische Umgebung für die Zellen (und damit für die Muskeln), auf lange Sicht zu wachsen, zu heilen, zu reparieren und zu erhalten. Schreiben Sie die drei Säulen auf Ihr Türbrett, damit Sie sich an ihre Bedeutung erinnern können. Dies ist die wichtigste Ergänzung zu Ihrem Erfolg. Und denken Sie daran, dass dieses Schlüsselkonzept den Unterschied zwischen Erfolg und Misserfolg bedeuten kann.

# Kapitel 4: BODYBUILDING-MYTHEN

Ich denke, es ist sehr wichtig, die Fakten und Mythen rund um das Thema Bodybuilding zu betrachten. Auf diese Weise können wir von Anfang an die richtigen Dinge tun. Und ich weiß, dass Sie hart für Ihr Geld arbeiten, und Sie verdienen es, es für die Dinge auszugeben, die wirklich wichtig sind, wie eine Mitgliedschaft im Fitnessstudio, nahrhafte Nahrungsmittel und Nahrungsergänzungsmittel, die wirklich funktionieren. In diesem Kapitel werde ich über einige extrem beliebte Produkte sprechen, die auf dem Papier gut klingen mögen, aber das ist wirklich eine Verschwendung von Ihrem Geld. Manchmal reagieren Menschen vielleicht defensiv, wenn Sie ihnen sagen, dass ein "Supplement", das sie seit vielen Jahren verwenden, eine totale Verschwendung von Zeit und Geld ist. Aber denken Sie daran, ich gebe Ihnen meine Einsicht, um Ihnen zu helfen, Ihr hart verdientes Geld in etwas Nützlicheres zu investieren.

## Proteinpulver und Pre-Workouts

Proteinpulver und Nahrungsergänzungsmittel machen eine Milliarden-Dollar-Industrie aus und viele Unternehmen möchten wegen des Gewinns ein Teil davon sein. Dies kann dazu führen, dass viele Produkte auf den Markt kommen, die entweder nicht mehr so funktionieren, wie sie es behaupten, oder mit potenziellen Gesundheitsrisiken verbunden sind. Das ist nicht gut für unsere Zwecke und wird die drei Säulen nicht wie gewünscht entsprechen. Wir müssen diesen Fokus nutzen, um Gesundheit zu erhalten und zu halten. Wir brauchen es auch, um Muskelleistung, Heilung, Wachstum und unseren langfristigen Erfolg mit unseren Endzielen sicherzustellen.

### DMAA

Dies ist eine Zutat, die im Allgemeinen in Pre-Workout-Pulver oder Pillen gefunden wird und mit vielen potenziellen Gesundheitsrisiken verbunden ist. Es kann Ihren Blutdruck und Ihre Herzfrequenz erhöhen. Andere Nebenwirkungen von DMAA sind wie folgt:

- Anfälle
- Herzklopfen
- Ohnmacht
- Nierenversagen
- Leberversagen
- Herzstillstand

## Kreatin

Dies ist eine natürliche Substanz, die vom Körper erzeugt wird und Energie spenden kann. Es kann jedoch Nebenwirkungen wie Dehydrierung, Muskelkrämpfe, Magenkrämpfe, Durchfall und Übelkeit (unter anderem) mit sich bringen.

Obwohl es von vielen Athleten verwendet wird, hören die meisten vor einem Wettkampf damit auf sie auf, da Kreatin Flüssigkeiten in die Muskeln fließen lässt - wodurch sie größer aussehen. Der Nachteil ist, dass sie die Definition verlieren und das Gewebe sich weich und unnatürlich anfühlen kann.

## Proteinpulver

Diese können aus Sojaprotein, Erbsenprotein und am häufigsten von Molkenprotein hergestellt werden. Die meisten Produkte der großen Firmen können (wenn sie für ausgedehnte Perioden genommen werden), wirklich ernste Gesundheitsrisiken haben. Eine Forschungsstudie wurde durchgeführt, die zeigte, dass bestimmte Proteinpulver mit Spuren von besonders schädlichen Schwermetallen versetzt waren. Dazu gehörten Cadmium, Quecksilber und Arsen. Es ist die Einbeziehung dieser Substanzen, die dazu beitragen, dass sich Menschen bei längerem Gebrauch krank fühlen.
Eine einzelne Dosis Molkenprotein von 50 Gramm oder 30 Gramm pro Tag liegt innerhalb der Grenzen, aber viele Proteinpulver enthalten viel höhere Mengen als die empfohlene Dosis. Einige gehen bis zu 50 Gramm und mehr pro Portion.
Nebenwirkungen von Molkenprotein können sein:

- Abnormale Herzrhythmen

- Veränderungen des Cholesterinspiegels und erhöhtes Diabetes-Risiko
- Nierenfunktionsstörungen und Leberschäden

- Magenprobleme einschließlich Blähungen, Verstopfung, Krämpfe, Gas und Durchfall
- Reduzierter Appetit
- Schwellung der Gliedmaßen und Bewegungsprobleme
- Kopfschmerzen und Übelkeit
- Erhöhtes Fraktur- oder Osteoporose-Risiko
- Eine Zunahme der Akne

Whey Protein kann auch den Blutzuckerspiegel senken und kann eine signifikante Wirkung auf Menschen mit Diabetes haben. Ein gutes Beispiel sind Menschen, die allergisch auf Milch reagieren. Da Molke ein Nebenprodukt bei der Herstellung von Käse ist, steht es in direktem Zusammenhang mit Molkereiprodukten und wird die gleichen Auswirkungen haben. Wenn Sie Proteinpulver im Großen und Ganzen betrachten, können sie vorteilhaft sein, wenn Sie die richtigen verwenden. Manchmal können sie aufgrund der benötigten Mengen Nebenwirkungen verursachen. Also, müssen Sie sicherstellen, dass Sie sie von einem seriösen Lieferanten kaufen. Es gibt auch die Zutaten, die nicht aufgeführt werden, die schädlich sein können, vor allem, wenn diese Pulver in Übersee produziert werden, wo es keine strengen Vorschriften für Herstellungsverfahren gibt. Wenn Sie die Richtigen kaufen, können sie erstaunlich nützlich sein und Ihre Ergebnisse beschleunigen!

Sojaprotein und Hormone

Sojaprotein ist nicht so beliebt wie Molkenprotein und trotzdem wird es in vielen Produkten verwendet. Obwohl einige Nebenwirkungen den Wirkungen von Molkenprotein ähnlich sein mögen, haben Produkte auf Sojabasis eine weitere mögliche Nebenwirkung, nämlich hormonelle

Störung. Soja ist reich an Aminosäuren, die für die Funktion des Körpers essenziell sind, aber sie sind auch voll von Phytoöstrogen, dass das natürliche Östrogen nachahmt, welches im Körper gefunden werden kann. Dies kann Auswirkungen auf den Körper haben, da die endokrinen Systeme instabil werden. Hinzu kommt, dass fast 95 % der Sojaprodukte genetisch verändert sind. Es ist die Aufnahme von lächerlichen Mengen an Glyphosat, die zu diesem hormonellen Ungleichgewicht führen. Für Frauen ist das vielleicht nicht so ein Problem wie für Männer, denn Östrogen ist eher ein "weibliches" Hormon. Sojaprodukte dieser Art (wenn sie in großen Mengen und über längere Zeit konsumiert werden) können zu erektiler Dysfunktion führen. Die Libido wird gesenkt und Brüste können sich bei Männern bilden. Dies funktioniert ähnlich wie die Verwendung von Steroiden bei Frauen. Der Körper ist einer Veränderung in der chemischen Struktur und Ebenen ausgesetzt, die wirklich nichts mit den Funktionen des Körpers zu tun haben.

## Steroide

Steroide sind synthetische Verbindungen, die versuchen, das körpereigene natürlich produzierte Testosteron nachzuahmen. Der Zweck von Testosteron ist es, sich an eine Zelle anzuheften und dann bei der Proteinsynthese zu helfen. Obwohl Steroide für medizinische Bedingungen verwendet werden, sind sie stark überwacht und in der Regel wird nur ein Steroid auf einmal verwenden. Wenn sie im Krafttraining verwendet werden, um die Erholungszeit und das Muskelwachstum zu verbessern, werden sie zwischen dem Zehnfachen und dem Hundertfachen der vorgeschriebenen Dosis verwendet. Bei vielen Gelegenheiten wird auch mehr als ein Steroid verwendet.

Aufgrund der Stärke dieser Steroide gibt es viele schädliche Nebenwirkungen.

## Steroidale Effekte auf bestimmte Körperstrukturen:

### Gehirn

Aggressives Verhalten ist einer der wesentlichen Auswirkungen von hohen Testosteronspiegeln im Körper. Dies kann dazu führen, dass sich eine Person euphorisch, depressiv und paranoid fühlt und starke Stimmungsschwankungen hat.

### Gesicht

Steroide halten Flüssigkeiten im Körper und ein Zeichen von Steroid-Missbrauch ist ein rundes und geschwollenes Gesicht. Bei Frauen zeigte ich eine Gesichtsbehaarung und eine tiefere Stimme.

### Augen

Wenn eine Person Steroide über einen längeren Zeitraum verwendet, können sich erhebliche Augenprobleme entwickeln. Diese können Glaukom, Katarakt und allgemeine Augeninfektionen umfassen.

### Haare

Bei Verwendung von Steroiden verengen sich die Haarfollikel. Dadurch beginnen beim Benutzer, Haare zu wachsen, welches dünner ist, und nach einer Weile sterben diese Follikel, die den Benutzer kahl werden lässt.

## Herz

Da Steroide den Cholesterinspiegel erhöhen, kann die langfristige Einnahme von Steroiden zu Herz-Kreislauf-Erkrankungen führen. Der Blutdruck kann ansteigen und kann zu Blutgerinnseln führen und schließlich zu Herz- oder Schlaganfall-Problemen führen.

## Nieren und Leber

Die Funktion der Nieren besteht darin, schädliche Abfälle aus dem Blut zu entfernen und den Salz- und Wasserspiegel im Körper zu regulieren. Orale Steroide behindern die Funktion der Nieren, sodass sie beim Versuch, das Blut zu reinigen, überlastet werden. Bei fortgesetzter Anwendung besteht die Möglichkeit, dass sich Nierensteine bilden können. Wie bei der Leber wird dies auch verwendet, um Giftstoffe aus dem Blut zu filtern. Ein Symptom von Leberschäden ist Gelbsucht, die die Vergilbung der Haut und der Augen hervorruft.

## Impotenz

Wenn der Körper andere Testosteronquellen erhält, hört die natürliche Produktion auf. Dadurch können die Hoden schrumpfen, da sie nicht mehr benötigt werden. Bei längerem Gebrauch kann ein Benutzer ohnmächtig werden und nicht in der Lage sein, eine Erektion zu erreichen.

## Fazit

Dies sind nur einige der Nebenwirkungen von Steroid-Anwendung und es ist leicht zu sehen, warum sie eine solche Gefahr für das menschliche Leben sind. Es ist viel besser, gesund mit den richtigen Ergänzungen zu essen und hart zu trainieren, um Ihr Ziel zu erreichen - ohne eines dieser großen Risiken. Sie werden auch sehen, dass Ihre Muskeldefinition ausgeglichener ist und natürlicher aussieht, als wenn Steroide verwendet worden wären. Einen großen Körper zu erreichen, braucht keine Steroide. Sie zielen nur darauf ab, die natürliche Funktion des Körpers noch viel schneller nachzubilden.

## Einige andere unrühmliche Erwähnungen

Ich werde nicht sehr detailliert auf diese eingehen, aber hier ist ein kurzer Blick auf andere Ergänzungen und Füllstoffe, die Sie auf jeden Fall vermeiden sollten:

- HMB
- D-Ribose
- DHEA
- Methoxy
- Ecdysteron
- Myostatin-Inhibitoren
- Wachsmais (einschließlich anderer ähnlicher Kohlenhydratpulver nach dem Training)
- Chrom Picolinat
- Vanadylsulfat
- Proteinriegel von niedriger Qualität
- Wachstumshormon-Booster

## Genetik

Viele Menschen benutzen ihre Genetik als Entschuldigung, um nicht den Körper zu erreichen, den sie begehren. Es sollte angemerkt werden, dass dies die Leute sind, die das Fitnessstudio einmal pro Woche oder alle zehn Tage besuchen. Es ist zu leicht, etwas anderes zu beschuldigen, als sich dem wahren Grund zu stellen. Faulheit und mangelnde Motivation sind hier die Hauptgründe. Es stimmt, dass ein Großteil unseres Körpertyps von unserer Genetik kommt und wir in einen von drei Körpertypen haben.

Ektomorphe sind groß und dünn und haben eine fettarme Speicherkapazität. Diese Körpertypen sind nicht dafür bekannt, Fett zu speichern und Muskeln aufzubauen. Mesomorphe haben einen mittleren Körpertyp, mit wenig Fett und breiten Schultern mit schmalen Taillen. Diese werden oft als "muskulös" bezeichnet und können Muskeln aufbauen, ohne Fett zu speichern. Endomorphe haben breite Taillen und große Knochenstrukturen. Dies wird als Fett verallgemeinert. Sie sammeln auch sehr leicht Fett an.

## Schraubengenetik

Jeder Körper verbrennt Energie auf verschiedene Arten, die von unserem Körpertyp abhängig ist. Dies ist mehr als wahrscheinlich auf einer genetischen Ebene überliefert worden, aber es ist keine Entschuldigung dafür, dass dies dem gewünschten Körper im Weg steht. Ihre Ernährung ist verantwortlich für 50 % bis 60 % Ihres Erfolges, mit Ihrem Trainingsprogramm liegen Sie bei 20 % und weitere 20 % für den Schlaf. Um den gewünschten Körper zu bekommen, müssen Sie Ihre Ernährung und Ihr Trainingsregime anpassen. Genetik ist ein Teil von uns allen und davon kann man nicht wegkommen. Sie macht uns jedoch nicht zur Person, die wir sein wollen.

Das kontrollieren wir selbst, solange wir die Art und Weise ändern, wie wir es tun. Ich kann Ihnen aus Erfahrung sagen, dass Ihr Traumkörper sehr gut möglich ist. Es liegt an Ihnen, es zu erreichen, und ich weiß, Sie können es! Mit den drei Säulen und einer großen Hilfe von den richtigen Ergänzungen. Sie sind jeden Augenblick wert.

## Einige Trainings-Tipps passend zu Ihrem Körpertyp

Wissen Sie, ob Sie ein Ectomorph, Endomorph oder Mesomorph sind? Es ist eine wichtige Frage, denn die Art von Körper, mit der Sie geboren wurden, kann einen großen Einfluss darauf haben, wie effektiv Ihr Training sein wird. Besonders auf lange Sicht. Und wenn Sie wissen, um welchen Typ es sich handelt, können Sie auf das Training abzielen und ein Trainingsprogramm entwickeln, das diesem entspricht, und Sie können sich auch auf einige fantastische Gains einstellen! Wir alle haben einzigartige Körpertypen. Einige von uns sind sehr dünn und manche sind mehr - natürlich auf der schwereren Seite. Sogar unsere Knochengröße und -struktur kann variieren, genauso wie unsere Stoffwechselrate und die Länge von Armen und Beinen. Aber wenn es darum geht, unseren gesamten Körper zu verbessern, ist es wichtig, dass Sie Ihre Variation der genetischen Merkmale einschließlich Ihres Körpertyps verstehen. Interessanterweise vermutete ein scharfsinniger Psychologe (W. H. Sheldon, der in den 1940er Jahren arbeitete), dass Menschen in drei grundlegende Körpertypen unterteilt werden können. Und obwohl nicht alle Individuen in einen einzigen Typ fallen, kann das

Verständnis dieser Unterschiede Ihnen helfen, ein Training zu entwickeln, das sicher für Ihren genetischen Typ und Ihre Merkmale optimiert ist. Also, hier sind die Grundlagen der drei wichtigsten Körpertypen, die gegeben wurden, gefolgt von einigen tollen Tipps, um das Training für jeden von ihnen anzupassen.

## Skinny Ektomorph Typ

Wir alle kennen Menschen in dieser Art und Kategorie. Diejenigen, die in der Lage sind, alles zu essen, was sie wollen, wann immer sie wollen, ohne auch zusätzliches Gewicht bekommen? Nun, diese Leute sind wahrscheinlich ectomorphs. Sie sind von Natur aus schlank oder mager. Der Hauptnachteil dieses Typs ist, dass sie es außergewöhnlich schwierig haben, ihre Muskelmasse aufzubauen. Wie bei allen Typen ist die Größe allein kein All-und-End-Faktor.
Tatsächlich werden die Arten durch eine Vielzahl von Anhäufungen bestimmt und umfassen Skelettanteile, Knochendichte und Metabolismus als Haupteingabe-faktoren. Es kann jedoch (im Durchschnitt) vermutet werden, dass Ektomorphe in der Regel schmale Schultern, schlanke Hüften, schnellen Stoffwechsel und eine kleinere Knochenstruktur haben. Ihre Knie, Handgelenke und Knöchel sind normalerweise immer kleiner als der Durchschnitt.

## Quadratischer endomorpher Typ

Endomorphe haben eine dichte Knochenstruktur und einen quadratischen Torso. Dies wird in der Regel durch eine breite Taille und größere Hüften betont. Bei diesem Typ sind die Gelenke oft dick und ihr Stoffwechsel ist in der Tat viel langsamer. Das Hinzufügen von Masse zu ihren Körpern ist für diesen Typ einfach. Ihr wirkliches Problem ist es, jeden Überschuss loszuwerden. Um schlank zu werden, müssen sie sehr gut und richtig essen, eine Menge Herz-Kreislauf-Übungen machen, um den Überschuss zu verbrennen.

## Perfekter Mesomorph-Typ

Viele der größten Bodybuilder in der Geschichte sind von diesem Typ. Dieser Typ hat Knochenstrukturen, die natürlich das V-konische Aussehen bilden. Darüber hinaus sind sie ausgezeichnet, um erhöhte Bodybuilding-Masse zu unterstützen, und eine ansprechende Optik zu erzeugen. Darüber hinaus sind sie proportional in der Lage, sowohl die Muskelmasse als auch die Gelenkformationen mit Leichtigkeit zu betonen. Zum Glück ist dieser Körpertyp genetisch darauf ausgerichtet, Masse zu gewinnen und nicht Fett am Körper zu halten.

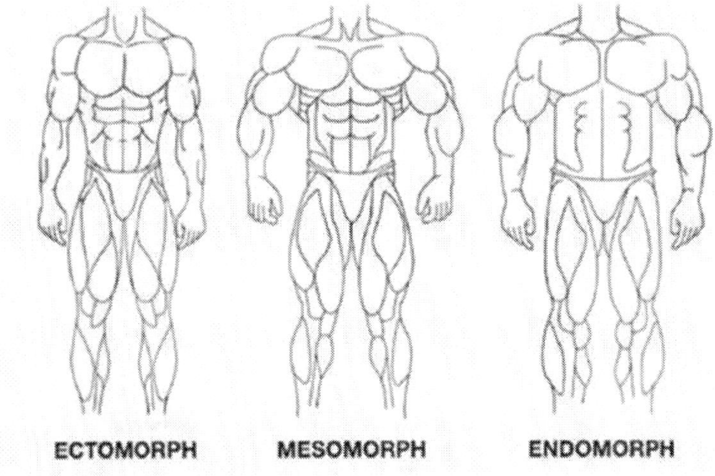


# Kapitel 5: TRAINING MIT IHREM KÖRPERTYP

Die meisten Menschen sind nicht auf eine bestimmte Art des Körpertyps festgelegt. Sie sind möglicherweise nicht vollständig ectomorph, endomorph oder mesomorph. Jetzt denken Sie sich sicher, dass es schwierig werden könnte. Mach Sie sich keine Sorgen, das wird es nicht! Es ist in Ordnung so und es besteht keine Notwendigkeit, in Panik zu geraten. Tatsächlich ist es so, dass ein Körpertyp der dominierende ist. Also arbeiten Sie mit dem, der am besten zu Ihnen passt.

## Ektomorph-Training

Diese Typen müssen sehr vorsichtig sein, um nicht ins Übertraining zu kommen, und sicherstellen, dass sie sich eine maximale Zeit für Ruhe und Erholung erlauben. Eigentlich sollten Ektomorphe nicht länger als zwei Tage in Folge trainieren. Der Stoffwechsel ist so ausgerichtet, dass dies am besten funktioniert. Darüber hinaus sollten die

Trainingseinheiten schnell und "sachlich" sein, anstatt lange, mühsame, übermütige Einheiten. Ein Zeitlimit von einer Stunde für jedes Training ist das Maximum, das benötigt wird. Darüber hinaus funktioniert auch der Fokus auf grundlegende, zusammengesetzte Bewegungen und Sätze innerhalb der 8-10 Wiederholungen gut. Dieser Typ sollte keine höheren Wiederholungen, Drop-Sets, Super-Sets oder andere intensive Stimulationen ausführen, die die Erholungszeit belasten. Es ist am besten, keine anderen körperlichen Aktivitäten hinzuzufügen (zusätzlich zu den Workouts), und es ist auch sehr wichtig, dass diese Typen so viel wie möglich zwischen den Zeiten ruhen. Insgesamt ist es zur Verbesserung der Muskelmasse wichtig, lange Cardio-Routinen zu vermeiden, da diese das Muskelgewebe abbauen können. Das Wichtigste ist, den größten Teil der Aufmerksamkeit auf die Erhaltung der Energie zu konzentrieren.

## Endomorph-Training

Diese langsameren Stoffwechselarten profitieren gut von einem größeren (Gesamt-) Volumen und einer höheren Frequenz, wenn es um Training geht. Darüber hinaus ist es ratsam, ein konzentrierteres Cardiotraining zu machen.
Wenn sich dieser Typus auf schwerere Gewichte konzentriert, kann es sein, dass sie tatsächlich zusätzliches Fett ansammeln. Wenn das auf individueller Ebene kein Problem ist, können diese Typen den Kraftanstieg mit niedrigeren Wiederholungen und gezielterem Pausen zwischen den Sätzen steigern. Um nur auf das Bodybuilding zu zielen und weniger Körperfett zu haben, ist es wichtig, die Ruhezeiten kurz zu halten. Ein schnelleres Tempo wird mehr Kalorien verbrennen und die Aufnahme von Super-Sets und Drop-Sets sind hier auch empfohlen. In Übereinstimmung

mit einem 10-12 Wiederholungsbereich für die oberen Teile des Körpers und etwa 12-20 Wiederholungen für den unteren Körper. Für diesen Typus ist es auch wichtig, eine ausgewogene Mischung aus Misch- und Isolation Bewegungen durchzuführen. Übungen wie Kniebeugen und Kreuzheben helfen beim Stoffwechsel. Diese werden weit mehr Kalorien verbrennen als beispielsweise Übungen wie Beinstrecker oder Kabelfly's. Das Überspringen von Ruhetagen ist auch für diesen Typ von größter Bedeutung. Eigentlich sollte Cardio für Tage, an denen sie kein Krafttraining machen oder ins Fitnessstudio gehen, der Schwerpunkt sein.

### Mesomorph-Training

Diese Typen können ein hartes und konsequentes Training machen. Und, wahrscheinlich werden sie spektakuläre Ergebnisse erzielen. In der Tat können sie länger trainieren und häufiger Muskelgruppen belasten, glücklicherweise - mit der Fähigkeit, größere Gewinne zu erzielen. Tatsächlich funktioniert das härtere Arbeiten erstaunlich gut für diese Typen.

Das Training darf auch gerne mal länger gehen, 1 Stunde bis zu 90-Minuten, und sie sollten aus einer Mischung aus Grundübungen und Isolationsbewegungen bestehen. Die Wiederholungen können zwischen dem (kleineren) 4-6 Bereich oder dem 15-20 Bereich liegen. Diese Typen können wirklich fantastische Fortschritte machen. In Bezug auf Cardio-Training sollten diese Typen das in Maßen tun.

# Kapitel 6: GRUNDLEGENDE TRAININGSPRINZIPIEN

- Progressiver Widerstand
- Wiederholung
- Training bis zum Versagen
- Sätze
- Volle Bewegungsfreiheit
- Aufwärmen
- Krafttraining
- Ruhe zwischen den Sets
- Atmen
- Dehnung

Beim Krafttraining ist es unerlässlich, ein perfektes und abgerundetes Training zu haben. Diese folgenden Trainingsprinzipien zeigen, wie Sie am besten davon profitieren. Lassen Sie uns einen Blick darauf werfen.

## Progressiver Widerstand

Ziel ist es, Muskeln in den schwächeren Bereichen des Körpers aufzubauen. Dies geschieht durch Erhöhen der Gewichte, welche bei bestimmten Übungen, bei jeder aufeinanderfolgenden Trainingseinheit verwendet werden. Ein gutes Beispiel dafür ist: In der ersten Woche des Trainings führen Sie Langhantelcurls mit 40 kg aus. Sie machen zehn Wiederholungen. Während der zweiten Trainingswoche würden Sie Ihre Gewichte auf 45 kg erhöhen. Und machen zehn Wiederholungen. Diese Art des Trainings arbeitet nach dem Überlastungsprinzip, bei dem sich unser Körper an die ausgeübte Übung anpasst. Die Vorteile zeigen sich nur dann, wenn die Belastung ständig erhöht wird und sich unser Körper an dieses neue Gewicht gewöhnt. Der Widerstandsteil ist definiert als die Belastung, die der Körper zur Kontraktion der Muskeln benötigt.

## Wiederholungen

Je leichter das Gewicht ist, desto mehr Wiederholungen können Sie machen und je schwerer das Gewicht ist, desto weniger Wiederholungen können Sie machen. Es mag eine offensichtliche Erklärung sein, aber es hat eine Auswirkung auf bestimmte Übungen und wie sie Ihnen helfen können, vor allem wenn man sich die Trainingsintensität anschaut. Dies bedeutet in einfachen Worten, dass, je mehr Wiederholungen Sie mit einem Gewicht heben, desto geringer ist Ihre Trainingsintensität. Und ebenfalls, je weniger Wiederholungen Sie ausführen können, desto höher ist Ihre Trainingsintensität. All dies kommt ins Spiel, da bestimmte Intensitätsgrade besser zum Erreichen Ihrer Ziele geeignet sind als andere.

- 5-8 Wiederholungen pro Satz = Stärke und Muskelgleichheit
- 8-10 Wiederholungen pro Satz = Muskel und etwas Stärke
- 10-12 Wiederholungen pro Satz = Muskel und etwas Ausdauer
- 12-15 Wiederholungen pro Satz = Ausdauer und etwas Muskelaufbau

## Training bis zum Muskelversagen

Training bis zum Muskelversagen ist die Wiederholung einer Übung bis zu einem Punkt, an dem Ihr Körper keine Wiederholung mehr machen kann. Diese Form des Trainierens hilft bei der Induktion des maximalen Muskelwachstums aufgrund eines Anstiegs von Blut, das in diesen Bereich gepumpt wird. Wenn Sie Anfänger sind, sollten Sie das Training bis zum Versagen vermeiden, da es schädliche Auswirkungen auf Ihren Körper haben kann. Es ist an diesem Punkt, wohl ratsam, mit weniger Wiederholungen zu beginnen, bis Sie sich an das Training gewöhnt haben. Es ist nicht die physische Seite der Übungen, die diesen Ratschlag bestimmt. Es ist eine Tatsache, dass Anfänger beim Training, minderwertige Techniken verwenden, was ihren Gesamtfortschritt behindert. Zu den Vorteilen vom Training bis zum Muskelversagen, gehören das Anheben der Kraft, das Überwinden von Trainingsplateaus und das Erreichen der ultimativen Pumpleistung und des maximalen Wachstums. Es wird für mittlere (und höhere) Fitnessniveaus verwendet.

## Sätze

Im Allgemeinen besteht ein Satz aus einer Anzahl von Wiederholungen. Es gibt jedoch viele Arten von Sets, die Sie für eine bestimmte Übung ausführen können. Wenn Sie ein Programm erstellen, müssen Sie entscheiden, wie viele Sets Sie ausführen möchten und wie viele Wiederholungen in jedem Set enthalten sind.

### Straight Sets

Diese werden von Anfängern durchgeführt, wobei die Sätze und die Wiederholungen gleich sind, ohne dass sich das Gewicht ändert.

### Zusammengesetzte Sätze

Diese bestehen aus zwei Übungen für die gleiche Gruppe von Muskeln.

### Super Sets

Diese bestehen aus zwei Übungen, die auf zwei gegnerische Muskelgruppen zielen.

### Tri-Sets

Hier werden nacheinander drei Übungen ohne Pause durchgeführt.

### Giantsets

Dies ist eine Serie von vier bis sechs Übungen, die mit wenig Pause zwischen den Übungen ausgeführt werden, obwohl zwischen den Sätzen ein paar Minuten Pause liegen.

### Drop-Sets

Mit diesem Set-Typ beginnen Sie mit schwereren Gewichten und niedrigen Wiederholungszahlen und senken dann das Gewicht und führen die Wiederholungen bis zum Versagen durch.

## Volle Bewegungsumfang

Ein voller Bewegungsumfang ist der Bewegungsablauf so weit wie es in einer Übung möglich ist. Dies kommt dem Körper zugute, besonders wenn Sie einen Muskel maximal trainieren möchten. Somit können Sie den ganzen Muskel und nicht nur einen Teil davon trainieren. Der volle Bewegungsumfang ermöglicht dabei eine bessere Balance im Muskel, dauerhafte Stabilität in den Gelenken und die Verbesserung Ihrer Bewegungsqualität. Diese Art zu trainieren ist wichtig, wenn Sie außerhalb des Fitnessstudios nicht die volle Bewegungsfreiheit haben. Viele Büroangestellte sitzen hinter einem Schreibtisch und haben im Laufe des Tages nur eingeschränkte Bewegungsfreiheit. Dies führt zu Steifigkeit in den Gelenken und dann zu Muskelkater aufgrund mangelnder Bewegung.

## Aufwärmen

Dies ist einer der wichtigsten Schritte eines jeden Krafttrainingsprogramm, das Sie tun können. Wenn Sie sich gut aufwärmen, können Sie Verletzungen verhindern und verbeugen. Regelmäßiges statisches Dehnen während des Aufwärmens kann Ihre Muskeln von der dringend benötigten Kraft befreien, wenn Sie zum Heben kommen. Es ist viel vorteilhafter, dynamische Aufwärmübungen durchzuführen. Ein gutes dynamisches Aufwärmen kann aus Folgendem bestehen:

- 2-3 Minuten Springseil
- 20 Körpergewicht Kniebeugen
- 10 Hüftextensions
- 10-20 Liegestütze
- 5 Ausfallschritte (für jedes Bein)

- 10 vordere Beinschwünge (für jedes Bein)
- 10 Seitenbeinschaukeln (für jedes Bein)
- 50 Hampelmänner

Als Teil Ihres Aufwärmens können Sie die Lang- und Kurzhanteln verwenden. Dadurch wird Ihr Körper für die Bewegungen vorbereitet, die Sie ausführen werden.

## Pausen zwischen den Sets

Dies hängt von Ihren Zielen ab. Egal, ob Sie stärker, muskulöser sein möchten oder eine Steigerung der Ausdauer wünschen. Sie können nur ein Ziel auf einmal verfolgen. Entscheiden Sie sich für ein Ziel, immer eins, nachdem anderen, oder wie man so schön sagt: Eins, nachdem anderem.

### Krafttraining

Wenn Sie auf Stärke trainieren, empfiehlt es sich, drei bis fünf Minuten zwischen den Sätzen zu ruhen. Dadurch kann der Körper das ATP-PC-System neu laden. Dies ist die Fähigkeit des oxidativen Systems, Fette, Kohlenhydrate und Protein als Brennstoff zu verwenden. Dadurch können Sie mehr Gewicht heben und Sie können in kürzerer Zeit stärker werden.

### Hypertrophisches Training

Wenn Sie schneller größer werden möchten, ruhen Sie sich für ein bis zwei Minuten zwischen den Sätzen aus. Diese kürzeren Ruhezeiten führen zu einer Steigerung des Blutflusses und der Laktat Produktion in Ihren Zielmuskeln.

## Ausdauer Training

Wenn Sie Ausdauer trainieren möchten, sollten Sie nur zwischen fünfundvierzig Sekunden und zwei Minuten Pause machen. Dies hilft den Muskeln, gegen die Ermüdung zu widerstehen, da Ihr Körper in der Lage ist, Milchsäure effizienter zu neutralisieren.

## Atmung

Wenn Sie richtig während des Trainings atmen, kann es helfen, die Bauchkraft zu erhöhen, welches wiederum die Erholungszeit zwischen Trainingssets verbessert. Die richtige Art zu atmen ist das Einatmen, während Sie den exzentrischen Teil der Übung ausführen und während des konzentrischen Teils der Übung ausatmen. Die Stabilität wird verbessert, wenn Sie angemessen atmen, weil sich Ihre Bauchmuskeln anspannen. Diese zusätzliche Stabilität beim Anspannen der Bauchmuskeln hilft dabei, mehr Kalorien zu verbrennen und mehr Gewicht zu bewegen. Atmung ist auch wichtig für Entspannung und Erholung. Wenn Sie schwer atmen, werden Sie bemerken, dass Sie in die Brust atmen. Wenn Sie eher in den Bauch statt in die Brust atmen, können Sie viel tiefere Atemzüge nehmen, die bei der Erholung helfen.

## Dehnen

Dehnen ist nicht nur bei Ihren Aufwärmübungen wichtig, sondern kann auch dazu beitragen, Kraft, Geschwindigkeit und Muskelwachstum zu steigern. Es kann auch zu einer schnelleren Genesungszeit beitragen. Um das Muskelwachstum durch Dehnung zu unterstützen, sollten Sie diese Dehnungen nicht während des Trainings durchführen (eher vorher oder nachher). Bei intensiver Dehnung sollten Sie nur soweit gehen, bis Sie einen Schmerz verspüren. Wenn Sie diesen schmerzhaften Punkt erreicht haben und es für 60 Sekunden gehalten haben, achten Sie darauf, Ihre Muskeln sehr langsam zu entspannen. Dies verhindert Verletzungen. Hypertrophie (erhöhter Skelettmuskel) kann mit dem Gebrauch von Dehnübungen erhöht werden, hauptsächlich, weil es Wachstumsfaktoren in den Muskeln freisetzt.

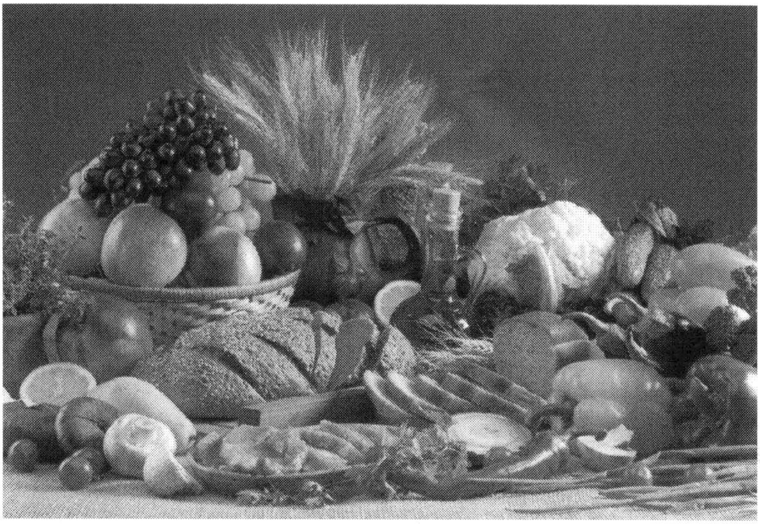

# Kapitel 7: WIE DIE ERNÄHRUNG IHR TRAINING BEEINFLUSST

**TRAINING FÖRDERT MUSKELWACHSTUM.** Aber für dieses Training braucht Ihr Körper eine anständige und effiziente Menge an Energie und genug von der richtigen Art von Lebensmitteln, um den vollen Nutzen aus Ihren/m Trainingsprogramm/en zu bekommen. Die Quelle der richtigen Energie ist die Rolle, die die Ernährung in der anabolen Funktion spielt. Ernährung kann Ihnen helfen, schlank, gesund und muskulös zu bleiben. In der Tat, zu verstehen, wie viel und welche Arten von Lebensmitteln für das bestmögliche Ergebnis zu essen, ist von größter Bedeutung. Per Definition ist das Erlernen der Grundnährstoffe, die verfügbar sind, und das bestimmen, wie viel von jedem von ihnen benötigt wird, für das Ergebnis entscheidend. Richtige Ernährung betrifft auch die Verwendung des richtigen Proteins, ausgezeichnete Vitamine, lebenswichtige Mineralien und andere Ergänzungen. Zu wissen, wie man nicht nur größer und stärker wird, sondern auch gesund bleibt. Denn eine gute Ernährung unterstützt das Immunsystem und fördert die langfristige Gesundheit. Zu den Vorteilen einer guten Ernährung gehören außerdem: Verbesserung der Regenerationszeit, hervorragende Haut, ausgezeichnete Leberfunktion und gute innere Organe. Jetzt können wir verstehen, wie wichtig die grundlegenden Prinzipien der Ernährung sind. Sie unterstützen die richtigen Prinzipien jedes Trainingsregimes. Ja, Ernährung ist absolut notwendig, um einen starken, gesunden, attraktiven Körper zu formen. Und sollte genauso wichtig wie Ihr Training sein. Wussten Sie, dass Bewegung eine Nachfrage nach Nährstoffen schafft? Und die Arten von Nährstoffen, die Sie zur Verfügung stellen, ist ein wichtiger, schädlicher Faktor bei der Herstellung der Art von Ergebnissen, die Sie wollen. Besonders langfristig. Der Hauptzweck der Ernährung im Bodybuilding ist es, Ihnen zu helfen, Muskeln aufzubauen und auch Fett zu verlieren. Viele populäre Diäten sind mit dem Verlust des gesamten Körpergewichts beschäftigt, aber viele von ihnen führen dazu, viel zu viel Muskelgewebe sowie gespeichertes Körperfett zu verlieren. Manche Menschen hungern halb, um maximale Vaskularität zu erreichen, aber das wird nicht funktionieren. Bitte machen Sie das nicht. Ihr Körper kann nicht gedeihen, wenn er ausgehungert ist. Lassen Sie uns jetzt einige Grundlagen besprechen.

## Die wichtigsten Grundlagen

Die 4 Grundnährstoffe, die als Makronährstoffe bekannt sind, sind:

1. Protein

Protein besteht aus verschiedenen Arten von Aminosäuren und bildet die Bausteine für Muskelgewebe. Protein ist ein Bestandteil für alle Organe und es ist auch wichtig, für die Strukturen der Haut, der Knochen, der Sehnen und ist zusätzlich an vielen Körperfunktionen beteiligt (weil alle Enzyme Proteine sind).

2. Kohlenhydrate

Kohlenhydrate geben uns den dringend benötigten Treibstoff für Energie. Sie bestehen aus einer Vielzahl von weniger komplexen oder komplexeren Zucker- und Stärke Molekülen.

3. Fette (oder Öle)

Fette (oder Öle) sind die Nährstoffe, die die dichtesten Energiespeicher enthalten.

4. Wasser

Wasser ist auch ein lebenswichtiger Nährstoff. Es macht tatsächlich satte 72 % der Muskeln im Körper aus.

Der Zweck einer richtigen Ernährung im Bodybuilding ist, Ihnen zu helfen, Muskel zu gewinnen und auch Fett zu verlieren. Manche Menschen fangen an zu hungern, um maximale Definitionen zu erreichen. Tun Sie das nicht, es ist unnötig und sehr, sehr gefährlich für Ihre Gesundheit.

## Ernährung in Bezug auf Körpertypen

### Ektomorph

Ektomorphe haben einen schnellen Stoffwechsel. Sie neigen dazu, Nahrung leicht und schnell in Energie zu verwandeln. Dieser Typ Mensch muss viel Protein essen und auch die Kalorienzufuhr insgesamt erhöhen. Wenn sie mehr Kalorien benötigen, profitieren sie oft von den überschüssigem Fett in ihrer Ernährung im Vergleich zu den anderen beiden Körpertypen.

### Mesomorphe

Mesomorphe sind muskulös und gut gebaut mit einem hohen Stoffwechsel und sehr reaktionsfreudigen Muskelzellen. Diese Körpertypen verwandeln Nahrung leicht in Muskeln. Sie brauchen eine deutliche Menge an Proteine für Muskelerhaltung und -entwicklung. Diese Arten können eine relativ normale Anzahl an Kalorien verzehren, weil sie Fett effektiv verbrennen können.

### Endomorphs

Endomorphe haben einen langsameren Stoffwechsel und eine größere Anzahl von Fettzellen. Darüber hinaus haben diese Typen auch eine starke Neigung, aufgenommene Nahrung in Körperfett umzuwandeln, das gespeichert wird. Sie müssen genug Proteine zu sich nehmen und müssen ihre Kalorienzufuhr auf ein Minimum beschränken, um nicht mehr Fett zu speichern. Es ist wichtig, dass sie sicherstellen, dass nur 20 % der Kalorien aus einer Fettquelle stammen.

Etwa 20 % der Endomorphen haben eine geringere Schilddrüsenproduktion als normal, was das Problem noch verstärkt. Diese Typen müssen auch härter arbeiten, um schlank und definiert zu bleiben. Doch sie haben den Vorteil, besonders effektiv Muskeln aufzubauen. Sie sind also genau das Gegenteil von Ektomorphe.

## Super Shakes für Bodybuilding

Jeder erfahrene Fitness-Veteran wird Ihnen sagen, dass, wenn es darum geht, die besten Kalorien zu erhalten, nichts lebensfähiger ist als ein qualitativ hochwertiges Vollwert-Essen. Wenn Sie größer werden wollen, ist es eine bekannte Tatsache, dass Sie groß essen müssen!

Die vollen Vorteile, die ein proteinverpackter Shake bieten kann, sind unübertroffen. Sie sind voll von hochwertigem Protein und vollgepackt mit Nährstoffen und gesunden Kalorien. Sie werden auch schneller vom Körper aufgenommen als eine vollständige Mahlzeit. Bei korrekter Anwendung helfen ein oder zwei dieser Shakes über den Tag verteilt, Ihre gewünschten Ziele schnell zu erreichen.

## Proteinreiche Snacks

### Edamame

Vollgepackt mit Protein und vielen komplexen Kohlenhydraten und Fett, um Ihnen einen lang anhaltenden Energieschub zu geben. Sojabohnen sind auch voll von Folsäure, Vitamin K, Magnesium und Eisen.

Kürbiskerne

Kürbiskerne enthalten 7 Gramm Protein pro Portion, was sehr viel ist, wenn man ihre Größe betrachtet. Sie enthalten keinen Zucker und sind eine gute Ergänzung zu Salaten, Haferflocken, Joghurts oder Hüttenkäse.

Pochierter Fisch

Die Proteine werden Sie viel länger sättigen, wenn sie mit Fetten oder Ballaststoffen gemischt werden. Versuchen Sie, etwas Guacamole in den Beutel zu geben, da er beides enthält.

Hart gekochte Eier

Eier sind bekannt dafür, reich an BCAAs zu sein, die beim Muskelaufbau helfen können. Außerdem sind sie mit Omega-3 angereichert, welches die besten Quellen für das Gehirn sind.

## Köstliche Suppen

Studien zeigen immer wieder, dass, wenn die Gäste vor der Hauptmahlzeit kalorienarme Suppen auf Gemüsebasis zu sich nehmen, sie durchschnittlich bis zu 20 % weniger Kalorien pro Mahlzeit zu sich nehmen können. Der Grund ist ziemlich einfach. Die Bauschigkeit der Suppe füllt den Magen, sodass wir am Ende erheblich weniger essen können. Dies ist auch ernährungsphysiologisch vorteilhaft, da alle im Gemüse enthaltenen Nährstoffe auch Vitamine wie Vitamin B, C, K und Ballaststoffe uns zugutekommt.

Außerdem enthalten sie eine vollständige Palette an Mineralien, die bei der Regulierung des Verdauungstraktes hilft. Dies stellt auch sicher, dass wir die dringend benötigten lebenswichtigen Nährstoffe, die wir täglich für eine gute Gesundheit und Funktion benötigen, auf zellulärer, metabolischer Ebene bekommen. Das Essen von Suppen kann auch einen zusätzlichen Vorteil haben, wenn man sie vom Standpunkt der Gewichts- und Flüssigkeitsretention betrachtet. Suppen, die hauptsächlich aus Lauch, Zwiebeln und Sellerie bestehen, sind mit dem Mineral Kalium angereichert. Kalium hilft dabei, überschüssiges Natrium (Salz) zu binden, und es hilft dem Körper, es von überschüssiger Flüssigkeit zu befreien.

Eine große Anzahl von uns trägt zurückgehaltene Flüssigkeit und wir fühlen uns regelmäßig aufgebläht, was (leider) auf eine salzreiche Ernährung und mangelnde Aktivität zurückzuführen ist. Während die Mahlzeiten mit kalorienarmen Gemüsesuppen angereichert werden können, ist ein regelmäßiger Verzehr eine fantastische Möglichkeit, die Ernährung insgesamt aufzufüllen, besonders für diejenigen, die schnell ein paar Kilos abwerfen möchten. Und der Ersatz des Abendessens durch Gemüsesuppen ist definitiv eine sichere und gesunde Art, dies zu erreichen. Der niedrige Energiegehalt von Suppen hilft dabei, den Gesamtkaloriengehalt gering zu halten.

## Ofen geröstete Tomatensuppe

**Zutaten:**

- 10 große Tomaten - in Viertel schneiden
- 1 Esslöffel natives Olivenöl
- 1/2 Teelöffel koscheres Salz
- 1/4 Teelöffel gemahlener schwarzer Pfeffer
- 1/4 Tasse Balsamico-Essig
- 2 Tassen Gemüsebrühe – Natriumarm
- 1/2 Tasse Magermilch
- 2 Esslöffel Honig
- 1/4 Tasse frischem Basilikum, grob gehackt
- Parmesankäse - gerieben zum Bestreuen

**Zubereitung:**

- Den Ofen auf 200 Grad vorheizen und ein Backblech mit Folie auslegen. Die Tomaten in einer gleichmäßigen Schicht verteilen.
- Mit Olivenöl und dem Balsamico beträufeln. Mit Salz und Pfeffer bestreuen.
- Braten Sie etwa 30 bis 35 Minuten oder bis die Tomaten ein wenig an den Rändern verkohlen.
- Nach dem Garen fügen Sie die Tomaten in kleinen Behälter zu einem Mixer hinzu und pürieren Sie sie.
- Fügen Sie den Tomaten Wasser hinzu, wenn die Mischung zu dickflüssig wird.
- Gießen Sie die gemischten Tomaten in einen großen Schmortopf.
- Bei niedriger bis mittlerer Hitze Gemüsebrühe, Magermilch und Honig hinzufügen.
- Mischen Sie und fügen Sie die gemischten Tomaten in die Pfanne.

- Rühren, während die Mischung zum Kochen gebracht wird. Abdecken und weitere 10 Minuten köcheln lassen.
- In Servierschalen teilen und Basilikum zum Garnieren bestreuen.
- Wenn gewünscht, geriebenen Parmesan bestreuen.

## Langsam gekochte Minestrone Suppe

**Zutaten:**

- 6 Tassen Gemüsebrühe – natriumarm
- 1 (400 g) Dose passierte Tomaten - Natriumarm
- 1 (400 g) Dose Tomatenwürfel - Natriumarm
- 1 (400 g) Dose Kidney-Bohnen - gespült und abgelassen
- 1 mittelgroße Zwiebel - gewürfelt
- 1 Tasse Sellerie - klein gewürfelt
- 1 Tasse Karotte - klein gewürfelt
- 1 Tasse frische grüne Bohnen – in Scheiben schneiden
- 6 Knoblauchzehen - gehackt
- 2 Teelöffel getrockneten Oregano
- 1 Teelöffel getrocknetes Basilikum
- 1 Teelöffel getrockneter Thymian
- 1/2 Teelöffel koscheres Salz
- 1/2 Tasse Vollkorn-Macaroni Pasta
- 1 kleine Zucchini, in Würfel geschnitten
- 3 Tassen Grünkohl, gewaschen und grob gehackt
- 1/2 Tasse Parmesan - gerieben
- 2 Esslöffel frisches Basilikum, grob gehackt zum Garnieren

**Zubereitung:**

- Fügen Sie alle Zutaten zu einem Slowcooker hinzu, ausgenommen Nudeln, Zucchini, Grünkohl, Parmesan und frisches Basilikum.
- Kochen Sie 6 Stunden lang bei niedriger oder 4 Stunden bei hoher Temperatur.
- Nach dem Garen die Nudeln, die Zucchini Würfel und den Grünkohl hinzufügen. Kochen Sie eine weitere Stunde, bis die Pasta weich ist.
- In Servierschalen teilen und mit geriebenem Parmesan bestreuen.
- Mit frischem Basilikum belegen.

## Langsam gekochte Linsensuppe

**Zutaten:**

- 1 Tasse grüne Linsen - abgespült und abgetropft
- 1/2 Tasse rote Zwiebel - klein gehackt
- 5 Tassen Gemüsebrühe - Natriumarm
- 1/2 Tasse Sellerie - klein geschnitten
- 1/2 Tasse Karotte - geschält und klein geschnitten
- 1 kleine Süßkartoffel - geschält und klein geschnitten
- 4 Knoblauchzehen - gehackt
- 1/2 Teelöffel gemahlener Kreuzkümmel
- 1/2 Zitrone für die Schale
- 2 Teelöffel Zitronensaft - 1/2 Zitrone
- 2 Esslöffel getrockneter Oregano
- 2 Esslöffel Tomatenmark
- 3 Tassen frischer Baby-Spinat - gewaschen und abgetropft

**Zubereitung:**

- Alle Zutaten außer der Tomatenpaste und dem Babyspinat in einen Slow Cooker geben.
- Kochen Sie 6 Stunden lang bei niedriger oder 4 Stunden bei hoher Temperatur.
- Sobald die Linsen weich sind, fügen Sie den Tomatenmark, den Spinat unter Rühren hinzu. Bedecken und kochen Sie für weitere 20 Minuten oder bis der Spinat verwelkt ist.

## Brokkolicremesuppe

**Zutaten:**

- 1 großer Kopf Brokkoli - in Röschen gebrochen
- 3 Tassen Gemüsebrühe - Natriumarm
- 1/4 Teelöffel koscheres Salz
- 1/2 Teelöffel schwarzer Pfeffer - gemahlen
- 1 Tasse Kokosnussmilch

**Zubereitung:**

- Brokkoli 10 Minuten oder bis zum Anbraten dämpfen. Die gedünsteten Röschen (1/2 Tasse) und beiseitestellen.
- Die ersten 4 Zutaten (in der angegebenen Reihenfolge) in einem Mixer geben. Reservieren Sie die 1/2 Tasse gehackte Röschen für später. Mischen Sie, bis Sie eine cremige Konsistenz haben.
- Gießen Sie die Suppe in einen mittelgroßen Schmortopf und fügen Sie die restlichen 1/2 Tasse gehackten Brokkoli hinzu. Fügen Sie die Kokosmilch

hinzu und erhitzen Sie sie bei mittlerer Hitze, bis sie durchgewärmt ist.

- Vollkorncroutons können auf Wunsch zum Garnieren verwendet werden.

## Protein Pfannkuchen, Crêpes & Inspirationen

Inspirierende Desserts sind eines der Dinge, die Sie zu jeder Tageszeit essen können.

### Banana Fluff Pancakes:

**Zutaten:**

- 2 Kugeln Proteinpulver – Vanillegeschmack
- 2 große Eier - Freilandhaltung
- 1 große Banane
- 1/8 Teelöffel Zimt
- 1/4 Teelöffel Backpulver
- 1/4 Teelöffel koscheres Salz
- Kokosnussöl - zum Kochen

**Zubereitung:**

- In eine mittlere Rührschüssel geben Sie das Eiweiß und schlagen Sie es, bis sich weiche Spitzen bilden. Etwa 2 Minuten sollten ausreichen.
- In einer zweiten Rührschüssel die restlichen Zutaten zum Eigelb geben und glatt schlagen.
- Geben Sie 1/3 des Eiweiß in die Mischung aus Banane und Eigelb, verrühren bis es gut gemischt ist.

Wiederholen (Stück für Stück) Sie es, bis das ganze Eiweiß gut eingearbeitet sind.

- Erhitzen Sie eine Pfanne bei mittlerer Hitze, fügen Sie Kokosöl hinzu und geben Sie dann 2 Esslöffel Teig heraus.
- 45 Sekunden kochen oder bis die Ränder braun sind, dann den Pfannkuchen wenden und ca. 30-45 Sekunden auf der zweiten Seite garen.

## X3 Mandelmehl Pfannkuchen

**Zutaten:**

- 1 1/2 Tassen blanchiertes Mandelmehl
- 3 große Eier – Freilandhaltung
- 1 mittelgroße Banane – reif
- 1 Teelöffel Backpulver
- Kokosnussöl - zum Kochen
- Beeren und / oder Mandelbutter zum Garnieren (optional)

**Zubereitung:**

- Alle Zutaten in einen Mixer geben und vermischen, bis sich ein dicker, weicher Teig bildet.
- Erhitzen Sie eine Pfanne bei mittlerer Hitze, fügen Sie Kokosöl hinzu und geben Sie dann 2 Esslöffel Teig heraus.
- Etwa 2 Minuten kochen oder bis die Ränder braun sind, dann den Pfannkuchen wenden und die zweite Seite kochen, bis sie durchgebraten und durchgekocht sind.

## Spinat-Protein-Waffeln

**Zutaten:**

- 1 großes Ei – Freilandhaltung
- 1/3 Tasse griechischer Joghurt - einfach und fettfrei
- 1 Handvoll Spinat - gewaschen und getrocknet
- 1/3 einer Tasse Haferflocken
- 1/2 Packung Süßstoffpulver
- Kokosnussöl - zum Kochen

**Zubereitung:**

- Alle Zutaten in einen Mixer geben und vermischen, bis sich ein dicker, weicher Teig bildet.
- Ein Waffeleisen einstecken und erhitzen.
- Den ganzen Teig in das erhitzte Waffeleisen geben und schließen.
- Etwa 5 Minuten kochen lassen oder bis es nicht mehr dampft. Waffel sollte leicht goldbraun sein.

## Erdnussbutter 3-Zutaten Pfannkuchen

**Zutaten:**

- 1 mittelgroße Banane – reif
- 2 große Eier – Freilandhaltung
- 2 Esslöffel Erdnussmehl
- Kokosnussöl - zum Kochen

Soße:

- 1 Esslöffel Erdnussmehl
- 1 1/2 Esslöffel Mandelmilch

**Zubereitung:**

- Die ersten 3 Zutaten in einen Mixer geben und vermischen, bis sich ein dicker, glatter Teig bildet.

- Erhitzen Sie eine Pfanne bei mittlerer Hitze, fügen Sie Kokosöl hinzu und geben Sie dann 2 Esslöffel Teig heraus.
- Etwa 2 Minuten kochen oder bis die Ränder braun sind, dann den Pfannkuchen wenden und die zweite Seite kochen, bis sie durchgebraten und durchgekocht sind.
- Fügen Sie das Erdnussmehl mit den 1 1/2 Esslöffel Mandelmilch hinzu und mischen Sie es zu einer dicken Konsistenz. Gießen Sie die Soße über die gekochten Pfannkuchen.

Das sind alle erstaunlichen Rezepte ... Ich hoffe Sie werden sie so lieben, wie ich es tue. Machen Sie sich auf eine Geschmacks Explosion gefasst und nicht vergessen, GENIEßEN SIE ES! ;)

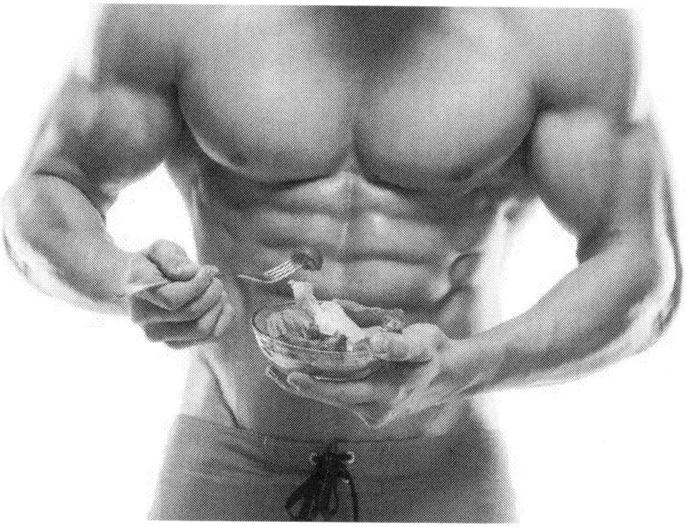

# Kapitel 8: DAS 6-PACK UND DIE WISSENSCHAFT DAHINTER

Während ich im vorigen Kapitel über die Wichtigkeit der Ernährung gesprochen habe, ist es nur natürlich, dass wir im nächsten Kapitel über die Bauchmuskeln sprechen. Der Spruch "Abs werden in der Küche gemacht!" enthält tatsächlich eine Menge Wahrheit und wir alle haben es schon einmal gehört, aber nicht jeder glaubt es. Bevor Sie einen 6-Pack bekommen können, müssen Sie zuerst verstehen, wie Sie es aus wissenschaftlicher Sicht erreichen können. Lassen Sie uns zuerst verstehen, dass jeder eine Form eines 6-Packs hat. Sicher, es könnte versteckt oder anders geformt sein, aber die Menge der abdominalen Definition und die Qualität davon ist abhängig von ein paar einfachen Schlüsselvariablen:

## Der Körperfettanteil

Dies ist die Gesamtmenge an Körperfett, die Ihr Körper hat. Für viele Menschen ist diese Zahl einfach zu hoch und Sie werden nie in der Lage sein, Ihren 6-Pack zu offenbaren, wenn dies nicht verringert wird. Sie können die besten (härtesten) Bauchmuskeln der Welt haben, aber wenn Ihr Körperfettgehalt zu hoch ist, werden Sie sie nie sehen können (noch sonst jemand).

## Bauchmuskelmasse

Sobald Sie schlank genug geworden sind, können Sie zusätzliche Bauchmuskelarbeit leisten, und die erhöhte Bauchmuskelmasse führt zu einer Verbesserung der Bauchmuskeldefinition und -dicke.

## Genetik und Abdominalstruktur

Manche Menschen neigen dazu, weniger Körperfett um ihren Bauch herum zu speichern, und es scheint, als hätten sie einige exzellente Ab-Genetik erhalten, was ihnen einen 6-Pack-Look verleiht. Aber keine Sorge, auch wenn das nicht nach Ihnen klingt, funktioniert mein System für alle Körpertypen.

## Hartnäckige Bereiche und Körperfettspeicherung

Viele Menschen speichern überschüssiges Fett an ihrem Bauchbereich. Dies erfordert wiederum, dass sie sich ein wenig strenger ernähren müssen um das hartnäckige Fett um den Bauch (Bauch oder Kern) reduzieren zu können. Einige von Ihnen haben genügend Bauchmuskeln (Kern), alles was sie jetzt noch tun müssen, ist schlank genug zu werden, um sie sichtbar zu machen. Es gibt viele schlanke Athleten und Mitglieder der Öffentlichkeit, die nie ihre Bauchmuskeln trainieren, und trotzdem können wir immer noch sehen, dass sie großartige 6-Packs haben, besonders, wenn sie schlank genug sind. In diesem Kapitel werden wir lernen, dass unser Hauptanliegen ein allgemeiner Fettabbau und insbesondere Fettabbau in der Bauchregion sein sollte. Sobald Sie schlanker werden und Ihren 6er-Pack sehen können, können Sie einige Bauch-spezifische Workouts hinzufügen, um Ihre Bauchdichte und -dicke zu erhöhen.

## Körperfettanteil: Wie viel ist erforderlich?

**Männer:** Bei einem Körperfettanteil unter 14 % können Männer ihren 6-Pack sehen. Doch unter 10 % Körperfett gibt es einen breiteren Cover-Modell-Look, sodass ein definierter 6-Pack hervorkommt, während auch die unteren Bauchmuskeln enthüllt werden.

**Frau:** Frauen neigen dazu, mehr Körperfett als Männer im Allgemeinen zu speichern. Sobald sie die 20-% -Marke erreicht haben, werden sie wahrscheinlich beginnen, Ihre ab-Kontur zu sehen. Dies kann sich bei der 16-% -Marke als weiter definiert und noch deutlicher herausstellen. Viele Frauen können unter 14 % Körperfett gehen, wenn sie die besten Trainingsmethoden verwenden, weil Fett um die Organe herum für den Schutz, besonders während der Geburt, gelagert wird, ist dies nicht empfehlenswert. Die universelle 10-%-Körperfettregel, die die meisten Einzelpersonen / Trainer unterstützen, ist perfekt. Sie können mehr oder weniger anstreben, je nachdem, wie Sie sich fühlen und was für Sie richtig erscheint. Wir werden uns ansehen, wie wir (später im Kapitel) die 10 % Körperfett erreichen können. Aufgrund der Tatsache, wie der Körper Fett speichert, können einige Männer (zum Beispiel) rund 12 % des Körperfettanteils mit großen sichtbaren Bauchmuskeln haben, während andere etwa 8 % Körperfett benötigen. Vieles davon hängt von der Genetik ab und wo sein Körper hartnäckiges Fett speichern könnte.

Für eine Reihe von Menschen sind es die Beine, während es bei anderen die Arme, Brust oder die Bauchmuskeln sind. Wir alle speichern es an unterschiedlichen festgelegten Orten ab. Wenn der größte Teil Ihres Fettes auf Ihrem Magen gespeichert ist und Sie feststellen, dass Sie in allen anderen Bereichen schlank sind, müssen Sie nur länger Diäten, um einen gutaussehenden 6-Pack zu erhalten. Bedauerlicherweise ist die Genetik etwas, was wir nicht manipulieren können. In diesem Sinne müssen wir uns bewusstwerden, was wir bereits haben und was wir tun müssen, um unsere Ziele zu erreichen. Die Trainings- und Diätpläne werden Ihnen bald einen Einblick geben.

## Bauch Workouts im Vergleich zu konventionellen Workouts

Wir haben bereits angenommen, dass Sie ein tolles 6-Pack wollen. Paradoxerweise werde ich Ihnen tatsächlich empfehlen, dass Sie Ihre Bauchmuskelübungen minimieren. Ich weiß das klingt für Sie jetzt als, würden Sie einen Schritt zurück machen statt nach vorne, doch es macht Sinn, wenn Sie verstehen, dass der Haupteinschränkungsfaktor Ihr gesamtes Körperfett ist, und nicht Ihre Bauchmuskeln insgesamt. Wie wir festgestellt haben, haben Sie wahrscheinlich bereits eine dichte Masse an Bauchmuskeln, die nur auf Sie warten.

Aus diesem Grund müssen wir unser Körperfett so effizient und so schnell wie möglich verlieren. Um dies zu erreichen, müssen wir uns auf Trainingsroutinen konzentrieren, die Körperfett so schnell wie möglich verbrennen. Leider, weil der Kern eine kleinere Gruppe von Muskeln ist, ist es in der Realität nicht sehr effizient bei der Verbrennung von Körperfett. Dies gilt insbesondere im Vergleich zu anderen Trainingsformen wie Metabolic Resistance Training (MRT) und High Intensity Intervall Training (HIIT). Wenn wir 80 % unseres Fokus (Regime / Zeit) auf diese beiden Arten von Bewegung verlagern, kann Ihr Körper Fett 2-3-mal schneller verbrennen, anstatt zu versuchen, es durch das Ausführen vieler Core / Ab-Workouts zu tun. Dies erhöht die Geschwindigkeit, die Sie erreichen können, und auch den gewünschten Körperfettanteil, der benötigt wird, um Ihr 6-Pack zu zeigen.

Wie bereits erwähnt, sobald Sie anfangen, schlank zu werden und sich dem Punkt zu nähern, an dem Sie Ihren gewünschten Körperfettanteil erreicht haben, können Sie jetzt den eigentlichen Kern und den Bauch-spezifischen Stoff verwenden, um geschreddert zu bleiben. Schweres Widerstandstraining zusammen mit MRT und HIIT sind weit überlegener, da sie während des Trainings eine höhere Anzahl an Kalorien verbrennen und gleichzeitig den Stoffwechsel für bis zu 48 Stunden steigern, selbst wenn das Training beendet ist. Dies bedeutet wiederum, dass Sie schneller abnehmen und Fett verbrennen können, auch nachdem Sie das Fitnessstudio verlassen haben. Wenn Sie gerne Ihre Bauchmuskeln trainieren oder wenn Sie Ihren Kern für zusätzliche gesundheitliche Vorteile trainieren möchten, ist dies in Ordnung, aber tun Sie es nur dreimal pro Woche, wie vorgeschlagen. Ich werde das etwas später im Kapitel erklären. Und stellen Sie sicher, dass es nicht an Ihren Ruhetagen ist.

## Essen, um Ihr 6-Pack zu fördern

Wenn Ihr primäres Ziel ist, Ihren gesamten Körperfettanteil zu reduzieren, dann wird auch Ihre Ernährung eine wesentliche Rolle spielen. Indem Sie gezielt auf Ihre Ernährung abzielen, können Sie effizient Körperfett verbrennen, dass dann Ihre Bauchmuskeln sichtbar macht und Ihnen den fantastischen 6-Pack-Look verleiht. Und eine Ernährung, die Sie mit Übung steigern können.

Wenn eine gesunde Ernährung mit den oben genannten Trainingsmethoden (HIIT und Widerstandstraining) kombiniert wird, werden Sie sehr bald Ergebnisse bemerken. Wenn Sie einen gut konzipierten, gesunden Gewichtsverlust / Ernährungsplan haben, werden Sie sehen, dass es ein paar wesentliche Variablen zu meistern gibt. Hier ein kurzer Überblick:

### Eiweiß

Protein ist entscheidend, wenn es um das Fettverbrennen geht. Die Forschung zeigt, dass es helfen kann, die Gewichtsabnahme zu verdoppeln und gleichzeitig den hart erkämpften Muskel, den Sie bereits haben, zu schützen.

Gesamtkalorien

Gesamtkalorienaufnahme oder Energiebilanz ist auch zwingend erforderlich. Anfangs müssen Sie weniger Kalorien zu sich nehmen als Ihr Körper benötigt. Dies hilft dabei, Ihr gespeichertes Körperfett zu verbrennen. Als allgemeine Regel für schnelle Gewichtsabnahme schlage ich vor, dass Sie etwa 13 bis 15 Kalorien pro 500 g des gesamten Körpergewichts anvisieren. Für eine Person mit einem Gewicht von 90 kg entspricht dies 2300 bis 2700 Kalorien pro Tag.

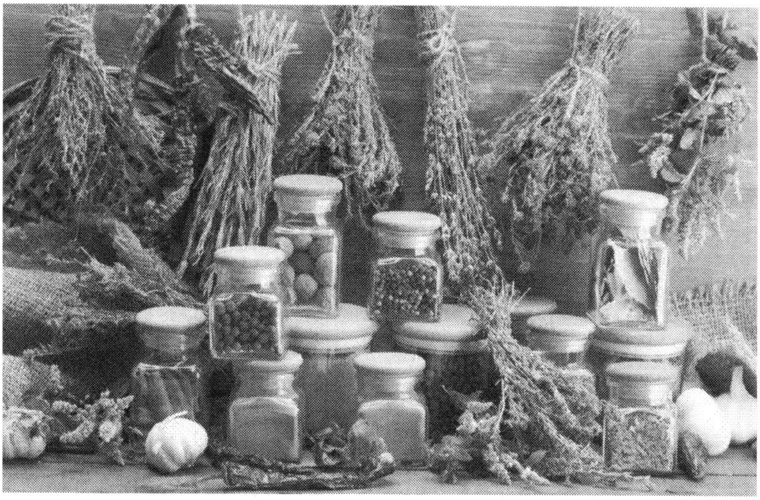

# Kapitel 9: ERSTAUNLICHE KRÄUTER FÜR DEN MUSKELAUFBAU

**KRÄUTER** werden dazu verwendet, um den Geschmack von Lebensmitteln zu verbessern. Heute nehmen rund ein Drittel aller Deutschen Kräuterpräparate, um ihre allgemeine Gesundheit zu verbessern. Zwischen 1994 und

1998 hat sich der Gesamtumsatz mit pflanzlichen Nahrungsergänzungsmitteln fast verdreifacht und von 1,6 Milliarden Dollar auf 4 Milliarden Dollar erhöht. Kräuter galten lange Zeit als überholte Arzneiformen. Sie wurden zugunsten der chemisch erzeugten und unnatürlichen Medizin zur Seite gedrängt. Eine große Anzahl von Menschen weiß nicht einmal, dass die Hälfte der heute verwendeten Medizin vom Menschen hergestellte Alternativen zu natürlichen pflanzlichen Substanzen ist. Ein gutes Beispiel ist Aspirin, das wenig mehr als ein chemisch repliziertes Salicin ist, eine Zutat, die aus der Rinde weißer Weiden stammt. Viele Medikamente sind aufgrund der Übernutzung und der ständigen Veränderung von Krankheitserregern im Hinblick auf die Übernutzung dieser Medikamente wirkungslos. Die Öffentlichkeit wird sich auch der allzu realen Nebenwirkungen vieler dieser rezeptfreien und verschriebenen (verschreibungspflichtigen) Medikamente bewusst. Antazida ist eine der am häufigsten verwendeten.

Diese frei verkäuflichen Medikamente sind verfügbar, obwohl sie Magenreizungen verursachen können, die wiederum dazu führen, dass Menschen auf schlimmere Verdauungsstörungen stoßen. Ein Teufelskreis. Tatsächlich geht es bei Medikamenten nicht mehr wirklich darum, Komplikationen abzuwenden oder die optimale Gesundheit eines Menschen zu unterstützen.

Die gesamte Pharmaindustrie ist darauf ausgerichtet, Geld zu verdienen. Alles, was Sie tun müssen, ist den Fernseher einzuschalten und die Werbung von Arzneien zu beobachten, während sie auf den Bildschirm blitzt. Es ist, als wären sie nur weitere Schokoriegel. Heutzutage gibt es leider kaum einen Unterschied. Leider und auf globaler Ebene akzeptieren wir Krankheiten als unvermeidlich und viele Menschen sind mehr als glücklich, jeden Tag ein Aspirin einzunehmen, anstatt das zu tun, was zur Vorbeugung einer Krankheit erforderlich ist. Kräuter treten in den Hintergrund und werden sehr oft nicht beachtet, was hauptsächlich darauf zurückzuführen ist, dass sie nicht so profitabel sind, insbesondere im Vergleich zu bekannten Medikamenten. Dies läuft darauf hinaus, dass Kräuter in der Natur vorkommen und nicht patentiert werden können. Es ist viel besser, ein Kraut zu nehmen und die Gesundheit zu verbessern, um eine Krankheit zu vermeiden, anstatt eine künstliche Droge/Medizin (mit Nebenwirkungen) zu nehmen, wenn Sie krank sind. Als Warnung für Ihre Sicherheit und bevor ich mich auf die Verwendung von Kräutern einlasse: Der Inhalt hier hat nicht die Absicht, das A und O der Selbstdiagnose zu sein. Wie bei jedem Medikament gilt die gleiche Warnung bei der Einnahme von Kräutern. Sie sollten immer die Hilfe eines professionellen Gesundheitsdienstleisters suchen. Dies ist, um sicherzustellen, dass diese Kräuter nicht Ihre aktuellen Medikamente beeinflussen, oder etwas anderes, das zu Ihrem aktuellen Lebensstil hinzugefügt wird. Da ich kein praktizierender Arzt bin, wird dies als Informationsquelle für jeden geschrieben, der daran interessiert ist, mehr über die Vorteile von Kräutern zu erfahren und wie sie in einen gesunden Lebensstil für normale Menschen oder für Sportler als Verbesserung integriert werden können.

## Was sind Kräuter?

Der Begriff "Kraut" wird wie folgt definiert:

1. *Eine samentragende Pflanze, die keinen verholzten Stiel hat und stirbt, nachdem sie geblüht hat.*

2. *Eine Pflanze mit Blättern, Samen oder Blüten, die zum Aromatisieren von Lebensmitteln, Parfums oder für medizinische Zwecke verwendet werden kann.*

Wir werden das Wort **"Kraut"** für jede pflanzliche Substanz verwenden, die als nützliche medizinische Hilfe verwendet werden kann. Wenn man sich die Zahlen ansieht, gibt es (in der Region) 380.000 dokumentierte bekannte Arten von Pflanzen, von denen mehr als ein paar hunderttausend noch zu entdecken sind. Das Potenzial für weitere wohltuende Kräuter ist immer noch enorm, wobei einige noch unentdeckt sind. Derzeit gibt es rund 260.000 Pflanzen, die als höhere Pflanzen bekannt sind. Diese Pflanzen enthalten Chlorophyll und erzeugen ihre Energie durch den Prozess der Photosynthese. Jede Pflanze, die aus dieser höheren Pflanzengruppe stammt, kann für medizinische Zwecke verwendet werden. Leider liegt die Anzahl der Pflanzen, die für ihre medizinischen Eigenschaften untersucht wurden, nur bei etwa zehn Prozent. Mit der Geschwindigkeit der Entwicklung in der Amazonas-Regenwald-Region werden mehr dieser Pflanzen zerstört, daher sind wir möglicherweise nicht in der Lage, den Wert einiger Pflanzen zu sehen. Wirkstoffe in pflanzlichen Ergänzungsmitteln können aus einem oder mehreren Pflanzenteilen stammen.

Dies können die Wurzeln, Früchte, Rinde, Blätter, Blüten, Stängel und / oder die Samen sein. Es gibt eine Reihe von Kräutern, die pharmakologische Eigenschaften aufweisen und von gezielter Therapie an bestimmten Organen reichen oder als Gesamttonikum mit vollständiger Beeinflussung des Körpers insgesamt eingesetzt werden können. Es gibt auch einige Kräuter wie Ginseng, der als Adaptogen bekannt ist. Der Ausdruck "Adaptogen" bezieht sich auf eine Pflanzensubstanz, die ganz natürlich ist und keine nachteiligen Nebenwirkungen hervorruft, selbst wenn sie in signifikanteren Mengen oder für längere Zeiträume konsumiert wird. Wie der Name schon sagt, hat ein Adaptogen eine allgemeine tonisierende Wirkung auf den menschlichen Körper. Sie helfen bei der Anpassung zahlreicher Arten von breit angelegten Stressoren. Dies hilft, die Gesamteffizienz des internen Heilsystems zu erhöhen. Sie helfen auch, die Auswirkungen von Übertraining zu neutralisieren, während sie gleichzeitig schnelle Genesung und Wohlbefinden fördern. Persönliche Allergien sollten ebenfalls berücksichtigt werden. Es ist nicht gesagt, dass Sie sich keine Sorgen über Allergien machen sollten, wenn Sie z.B. mit einem frischen kulinarischen Kraut wie Basilikum oder Thymian arbeiten (1 Prozent der Pflanzen sind bekannt, welches giftig sind), müssen Sie vorsichtig sein, was Sie einnehmen, und wie hoch die empfohlene Dosierung ist.

## Der Einkauf von Kräutern & Zubereitung

Es ist ratsam, daran zu denken, dass einige Kräuter sehr sicher sind, wenn sie für kurze Zeit eingenommen werden. Sie können jedoch bei längerem Gebrauch gefährlich werden. Sie sollten nur so lange wie nötig ein pflanzliches Heilmittel (Arzneimittel) verwenden, wobei Sie immer die Richtlinien des Herstellers befolgen sollten.

## Kapseln und Tabletten

Zwei Drittel aller Kräuterzusatzverkäufe werden in Kapsel- und Tablettenform hergestellt. Es ist üblich, getrocknete Kräuter in eine Kapsel oder Tablette mit den genauen Anweisungen für die Verwendung und Dosierung auf dem

Produktetikett zu setzen. Von Zeit zu Zeit gibt es Kräuterextrakte in flüssiger Form in einer Kapsel. Die typische Dosierung für beide beträgt 2-3 Tabletten oder im Fall von Kapseln 2-3mal täglich.

## Extrakte / Tinkturen

Flüssige pflanzliche Zubereitungen sind als Extrakte oder besser bekannt als Tinkturen bekannt. Diese werden im Allgemeinen durch Einweichen von Kräutern in einer Wasser- und / oder Alkoholmischung hergestellt. Diese Extrakte kommen häufig entweder in einer Flaschenform (mit einem Tropfer zum Messen von Dosierungen) oder einer festgelegten Anzahl von Fläschchen vor, die für eine Portion eingestellt sind. Sie sollten sich darüber im Klaren sein, dass ein Großteil der homöopathischen Extrakte wesentlich stärker als normale Extrakte sind und nach einem Gutachten eines zertifizierten homöopathischen Spezialisten verwendet werden sollten.

## Pulver

Getrocknete Kräuter können auch zu feinen Pulvern gemahlen werden, die mit Wasser (vor dem Schlucken) zum Verzehr vermischt werden. Bei vielen Gelegenheiten haben diese Getränke einen bitteren Geschmack des Krauts und können mit Honig gesüßt werden. Oder Sie können leere Gelatinekapseln kaufen und das Pulver von Hand einschließen, um diesen Nachgeschmack zu umgehen.

## Getrocknete Kräuter

Oft werden diese Kräuter in großen, luftdichten Behältern in großen Mengen verkauft. Wenn Sie zu Hause sind, sollten alle Ihre Kräuter auf die gleiche Weise gelagert werden. Sie sollten einen kühlen dunklen Bereich wählen. Mit diesen gekauften Massenkräutern können Sie entweder

Gelatinekapseln füllen und nach Bedarf schlucken oder als Tee aufbrühen. Ein Esslöffel des Krauts in heißem Wasser ist die häufigste Dosierung. Trinken Sie (jeden gemachten Tee) heiß oder lagern Sie Reste im Kühlschrank, um später wieder aufgewärmt zu werden.

## Zubereitete Tees

Eine große Anzahl getrockneter Kräuter kann in Teebeutelform gekauft werden, bereit, wie jeder andere Tee gebraut zu werden. Der Unterschied zwischen jedem medizinischen Tee und normalen Tees, die in Supermärkten gefunden werden, ist die Potenz. Ein echter medizinischer Tee wird mehr Wirkstoff haben und sollte nur wie angewiesen konsumiert werden.

## Cremes und Salben

Viele Kräuter erweisen sich als nützlich, wenn sie äußerlich und nicht innerlich verwendet werden. Kräutercremes werden zur Linderung von Gelenkschmerzen oder zur Linderung von Hautproblemen und -reizungen wie Ekzemen eingesetzt. In der Praxis funktionieren diese Produkte gut und sind im Allgemeinen frei von Nebenwirkungen. Einige Cremes und Salben enthalten jedoch viele starke Inhaltsstoffe und sollten immer wie angegeben verwendet werden.

## Körperpflegeprodukte

Seifen, Lotionen, Deodorants, Zahnpasta und andere

verschiedene Produkte sind ebenfalls erhältlich. (In der Regel) ganz natürlich und mit einigen Kräutern hinzugefügt, um vorteilhafte Eigenschaften zu erhöhen, die sich auf den Produktgebrauch beziehen. Diese Produkte sind normalerweise wirksam und bieten ausgezeichnete Alternativen zu herkömmlichen, mit Chemikalien gefülltem Körperpflegeprodukten. Dies ist besonders dann der Fall, wenn Sie die negativen Auswirkungen von chemischen Zusatzstoffen kennen. Sie sind in vielen Fällen groß und schockierend.

## Beliebte Kräuter

### Ashwagandha

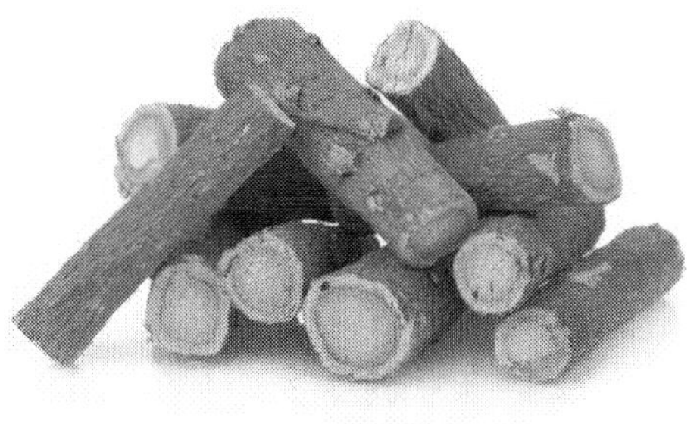

Ashwagandha (withania somnifera) wird als "indischer Ginseng" bezeichnet, und dieses Adaptogen hilft beim Lernen und Erinnern. Eine Studie in Indien von fünfzig Probanden, die an langfristiger Lethargie und chronischer Müdigkeit litten, wurde ein Tonikum verabreicht. Eines, das elf Kräuter mit Ashwagandha enthielt. Die Patienten hatten auf Vitamin- oder Mineralergänzungen nicht reagiert und hatten keine bekannten Krankheiten. Nach Einnahme des Ashwagandha-basierten Tonikums für einen Monat berichteten die Probanden von einer Verbesserung der Stimmung um 45 %. Außerdem stiegen die Blutplasmaproteine und deren Hämoglobin Spiegel deutlich an, was ebenfalls eine allgemeine Gesundheitsverbesserung zeigte. Die Wirkungen von Ashwagandha (verglichen mit Ginseng) wurden gemessen, um die adaptogenen Qualitäten und anabolen Unterschiede zu sehen. In einem Test mit Testratten und Mäusen erhielten sie einen Extrakt aus Ginseng, einem Ashwagandha-Extrakt oder Kochsalzlösung für sieben Tage. Am achten Tag der Studie wurde die Ausdauer der Tiere durch Schwimmen gemessen. In der Ginseng-Gruppe schwammen sie 62,55 Minuten. Die Ashwagandha-Gruppe schwamm für bis zu 82,14 Minuten, während die Kochsalzlösung nur 35,34 Minuten schwamm. Dies spricht dafür, dass Ashwagandha ein stärkeres Adaptogen als Ginseng sein könnte und schlägt auch vor, dass es die athletische Ausdauer erhöhen könnte.

## Katzenklauen

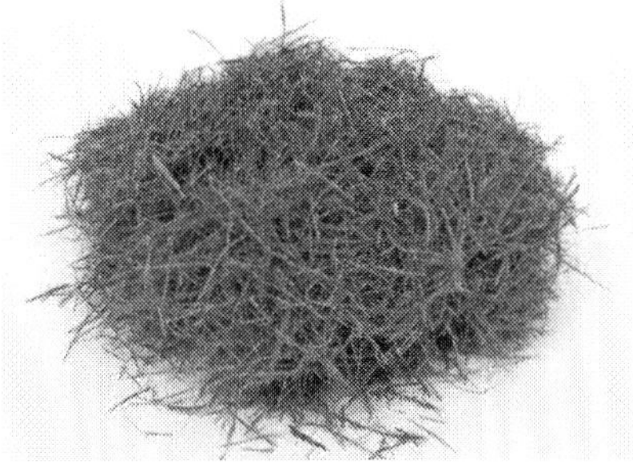

Die Katzenkralle (uncaria tomentosa) kommt in Südamerika vor und ist bekannt für ihre immunverstärkenden und entzündungshemmenden Eigenschaften. Katzenkralle kann bei der Behandlung vieler mit dem Immunsystem in Verbindung stehender Störungen, wie rheumatoider Arthritis, Morbus Crohn, Herpes und Krebs, verwendet werden. Es wird auch "una de gato" genannt und wird häufig in Tinktur oder Pillenform gefunden. Überprüfen Sie für die Qualität der Ergänzungen, die auf 15 Prozent Polyphenole standardisiert sind. Dosierungen von Katzenkralle sind 500 bis 1000 Milligramm pro Tag.

Citrus Aurantium

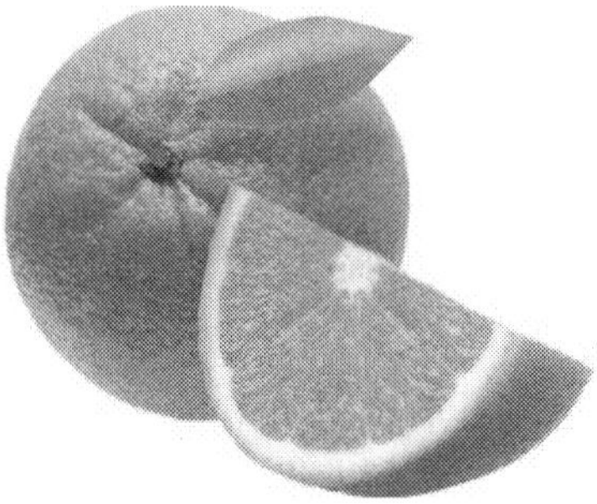

Die unreife Frucht der grünen Orange wird seit über 1000 Jahren in der traditionellen chinesischen Medizin verwendet. Sie wird verwendet, um den Körper mit vergleichbaren Wirkungen von Ephedrin zu energetisieren. Citrus Aurantium verbessert auch die Verdauung, die Durchblutung und die Leberfunktion.

Citrus aurantium enthält ein Synephrin, eine Substanz ähnlich wie Ephedrin, und andere Thermogene wie Koffein und Guarana, aber ohne die Nebenwirkungen. Es hat sich gezeigt, dass Synephrin keine Gewohnheit bildet und nicht wie Ephedrin auf das Nervensystem einwirkt. Die Forschung zeigte, dass es antidepressive Fähigkeiten besitzt und gleichzeitig die Herzleistung des Herzens erhöht. Schauen Sie sich Produkte an, die 3-6 Milligramm Synephrin liefern.

Echinacea

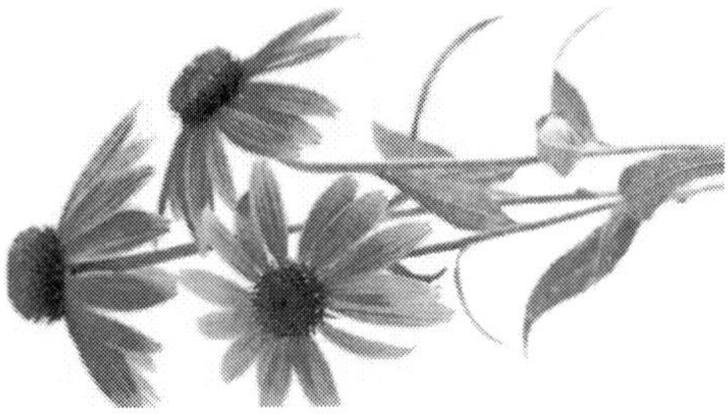

In Nordamerika heimisch verwenden die Indianer es mehr als jedes andere Kraut und es ist das Kraut der Wahl für die Bekämpfung von Erkältungen, Grippe, Infektionen und einer Vielzahl anderer Bedingungen. Rund 350 Studien haben die klinische Anwendung von Echinacea untersucht, wobei die Untersuchungen ergeben haben, dass Echinacea zahlreiche immunstimulierende Wirkungen hat. Laut europäischen Studien kann Echinacea die Aktivität und die Anzahl der zirkulierenden Zellen des Immunsystems erhöhen.

Es erhöht auch die Produktion von natürlichen immun aktiven Verbindungen wie Interferon. Neun Arten von Echinacea existieren, obwohl nur bei zwei von ihnen (Echinacea Purpurea und Echinacea Angustifolia) eine umfangreiche Studie durchgeführt wurde. Überprüfen Sie eines der folgenden Punkte, um den maximalen Nutzen zu erzielen. Die empfohlene Dosierung beträgt 200 bis 400 Milligramm, zwei bis dreimal pro Tag. Entweder allein oder mit anderen immun stärkenden Kräutern.

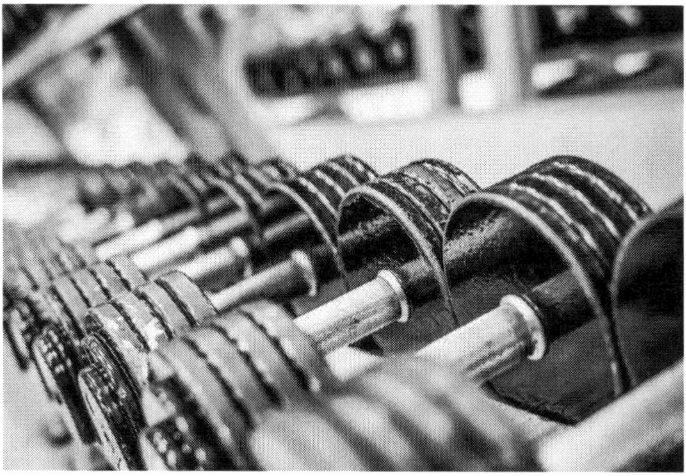

# Kapitel 10: DAS WÖCHENTLICHE TRAININGSPROGRAMM

Nun kommen zum Praxisteil und ich möchte ein leicht verständliches Trainingsprogramm vorstellen. Es ist sehr konsistent und ermöglicht die Zeit, die für die Heilung, Reparatur und das Wachstum der Muskeln benötigt wird. Dies wird daher als Mittel zum Erfolg und zur tatsächlichen, ergebnisorientierten Leistung genutzt. Bleiben Sie immer hydratisiert, fokussiert, positiv und nutzen die drei Säulen, um auf lange Sicht auf dem Kurs bleiben.

Ich empfehle immer, großartige Ergänzungen hinzuzufügen, um Ihren Körper in seinen Kernnährstoffprozessen als Notwendigkeit zu unterstützen. Echte Nahrung ist immer großartig, aber manchmal brauchen wir nur ein bisschen mehr, um stark zu bleiben, Energie zu schöpfen und unserem Körper die Nahrung zu geben, die benötigt wird, um fantastische, langfristige Ergebnisse zu erzielen.

Grundlegendes wöchentliches Core-Trainingsprogramm:

(Erforderliche Wiederholungen hinzufügen)
**Workout # 1**
Montag - Brust, Trizeps und Bauch
**Workout # 2**
Dienstag - Schultern, Beine und Bauch
**Workout # 3**
Mittwoch - Rücken, Bizeps und Bauch
**Workout # 4**
Donnerstag - Brust, Trizeps und Bauch
**Workout # 5**
Freitag - Schultern, Beine und Bauch
**Workout # 6**
Samstag - Zurück, Bizeps und Bauch

**Zusätzliche Tipps:**

- Die Bauchmuskeln werden täglich von Montag bis Freitag durchgeführt.
- Alle 3 Tage ist der ganze Körper fertig, über die Woche ist jeder Teil zweimal erledigt.

Workout # 1 und Workout # 4

**Brust:**
Bankdrücken - 3 Sätze von 10-12 Wiederholungen
Schrägbank - 3 Sätze von 10-12 Wiederholungen
Flys - 3 Sätze von 10-12 Wiederholungen

**Trizeps**:
Stehende Trizeps-Extension mit Langhantel - 3 Sätze von 8-10 Wiederholungen

Enges Bankdrücken - 3 Sätze von 10-12 Wiederholungen
Bauchmuskeln Crunches, 4 Sätze von 25 Wiederholungen

Workout # 2 und Workout # 5

**Schultern:**
Kurzhantel Press - 3 Sätze von 8-10 Wiederholungen
Militärpresse - 3 Sätze von 8-10 Wiederholungen
Stehende Seitheben - 3 Sätze von 8-10 Wiederholungen

**Beine:**
Kniebeugen - 5 Sätze von 8-10 Wiederholungen
Beinstrecker - 5 Sätze von 8-10 Wiederholungen
Beinbeuger - 5 Sätze von 8-10 Wiederholungen
Bauchmuskeln Crunches, 4 Sätze von 25 Wiederholungen

Workout # 3 und Workout # 6

**Rücken:**
Latzug Pulldowns- 3 Sätze von 8-10 Wiederholungen
Kreuzheben - 5 Sätze von 8-10 Wiederholungen
Kurhantel Rudern - 3 Sätze von 8-10 Wiederholungen

**Bizeps:**
Sitzende Kurzhantel Curls - 3 Sätze von 8-10 Wiederholungen
Stehende Langhantel Rudern - 3 Sätze von 8-10 Wiederholungen
Bauchmuskeln Crunches, 4 Sätze von 25 Wiederholungen

# Kapitel 11: DIE AUSFÜHRUNG DER ÜBUNGEN

## Sitzende Kurzhantel Curls

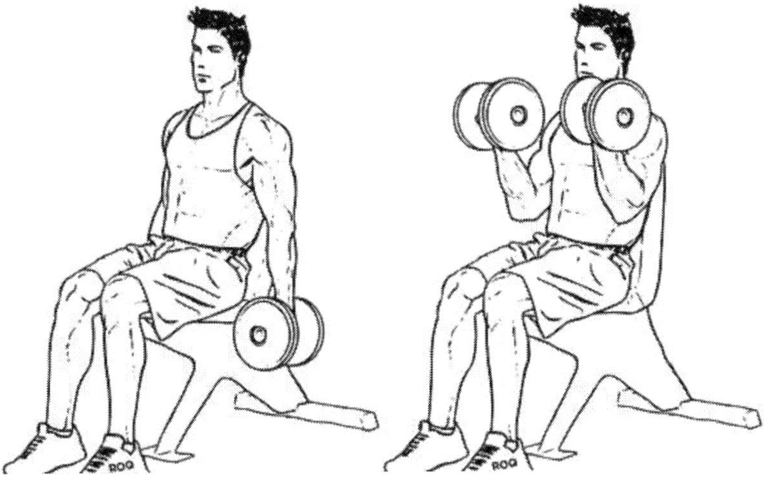

- **SETZEN SIE SICH MIT EINER KURZHANTEL** in jeder Hand auf Armlänge auf eine Bank. Halten Sie die Ellbogen dicht an Ihrem Körper.
- Drehen Sie die Handflächen, sodass sie Ihrem Körper zugewandt sind. Dies ist die Ausgangsposition.
- Halten Sie Ihre Oberarme fest, drehen Sie die Gewichte und beginnen Sie, Ihre Handgelenke zu drehen, während die Kurzhanteln an Ihren Oberschenkeln vorbeigehen.
- Die Handflächen sollten am Ende der Bewegung nach vorne zeigen.
- Achten Sie darauf, dass Sie beim Ausatmen den Bizeps zusammenziehen, und achten Sie auch darauf, dass sich nur Ihre Unterarme bewegen.
- Fahren Sie fort, bis Ihr Bizeps vollständig kontrahiert ist und die Hanteln auf Schulterhöhe sind. Halten Sie

diese Position für eine Sekunde, um Ihren Bizeps anzuspannen.

- Senken Sie langsam die Hanteln in Richtung der Startposition, während Sie einatmen und drehen Sie Ihre Handgelenke zurück. Ihre Handflächen sollten jetzt zum Körper zeigen.

## Stehende Langhalten Rudern

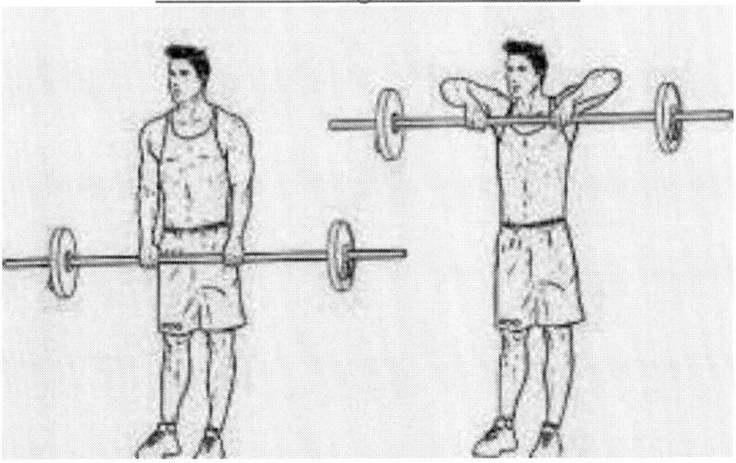

- Stellen Sie sich mit den Füßen Schulterbreite hin, Ihre Zehen sollten mittelstark nach außen zeigen.
- Greifen Sie die Stange ein wenig breiter als Ihre Schultern. Halten Sie die Stange niedrig in Ihren Händen.
- Beugen Sie die Knie leicht. Halten Sie sie zurück, damit die Stange sie nicht trifft.
- Heben Sie Ihre Brust und strecken Sie Ihren Rücken. Bewegen Sie die Stange nicht, lassen Sie die Hüften fallen oder versuchen Sie, die Schulterblätter zusammen zu ziehen.
- Atmen Sie tief ein, halten es und hebe die Stange in Richtung Ihrer unteren Brust.
- Führen Sie mit Ihren Ellbogen, indem Sie sie an die Seite Ihres Körpers zur Decke ziehen.

## Latzug Pulldowns

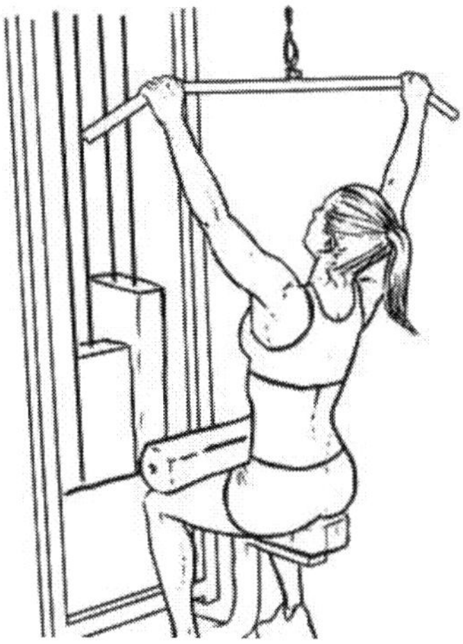

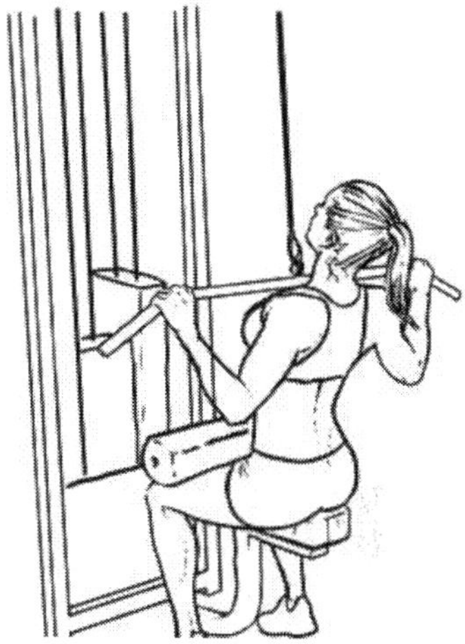

- Setzen Sie sich an die Ausrüstung. Passen Sie die Knieschoner an Ihre Körpergröße an. Dies verhindert, dass sich der Körper beim Ziehen hebt.
- Halten Sie die Stange mit den Handflächen nach vorne. Ihre Hände sollten einen größeren Abstand als Ihre Schulterbreite haben. Für mittlere Griffe müssen die Hände gleich der Schulterbreite platziert werden. Ein enger Griff erlaubt es Ihnen, Ihre Hände so zu platzieren, dass sie schmaler als Ihre Schulterbreite ist.
- Strecken Sie Ihre Arme vor sich aus und halten Sie die Stange.
- Lehnen Sie Ihren Oberkörper um 30 Grad zurück. Bilden Sie eine Kurve in Ihrem unteren Rücken, während Sie Ihre Brust herausstrecken. Dies ist Ihre Ausgangsposition.
- Während Sie ausatmen, ziehen Sie die Stange nach unten, bis sie Ihre obere Brust berührt.

- Drücken Sie Ihre Rückenmuskeln zusammen, sobald Sie die volle, kontrahierte Position erreicht haben. Ihr Oberkörper sollte still bleiben und nur Ihre Arme sollten sich bewegen. Ihre Unterarme machen keine andere Arbeit, als die Stange zu halten, also ziehen Sie nicht die Stange mit Ihren Unterarmen.
- Nach einer Sekunde in der kontrahierten Position, atmen Sie ein und heben die Stange langsam wieder in die Ausgangsposition. Tun Sie dies, bis Ihre Arme vollständig ausgestreckt sind und Ihre Lats vollständig gestreckt sind.

## Kniebeugen

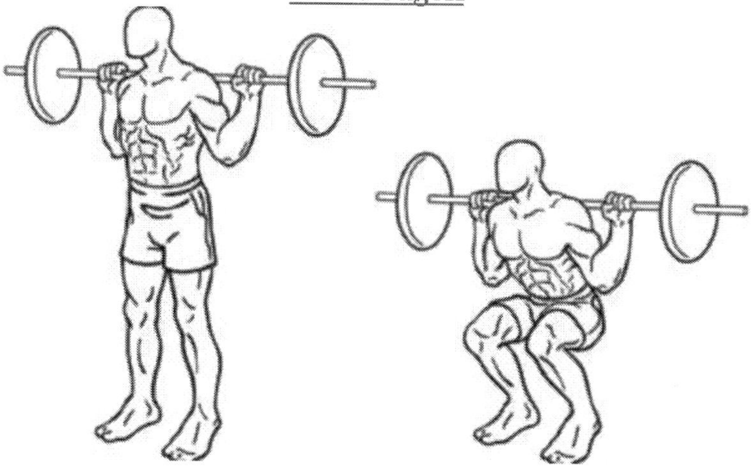

- Stehen Sie mit Ihren Füßen schulterbreit auseinander.
- Drehen Sie Ihre Zehen leicht nach außen.
- Ziehen Sie Ihre unteren Bauchmuskeln an und ziehen Sie sie fest und halten Sie Ihren Kopf und Ihre Augen nach vorne gerichtet.
- Atmen Sie ein, während Sie langsam Ihre Knie beugen, während Sie Ihre Hüften fallen lassen, während Sie Ihren Körper senken. Halten Sie die Fersen Ihrer Füße flach auf dem Boden. Als Gegengewicht halten Sie Ihre Arme in Schulterhöhe vor sich.
- Am Ende der Bewegung pausieren und ausatmen, dann zurück in die Ausgangsposition drücken.
- Halten Sie Ihren Rücken während des Hebens so gerade wie möglich, um Spannungen zu vermeiden.

# Kurzhantel Rudern

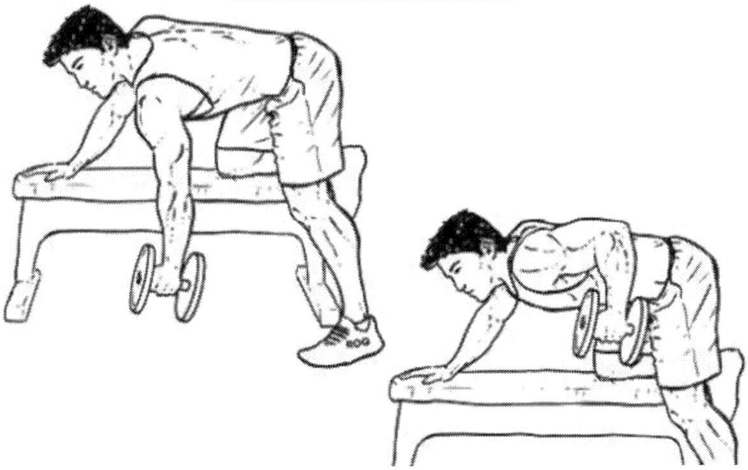

- Legen Sie eine Hantel auf jede Seite einer flachen Bank.
- Platzieren Sie linkes Bein am Ende der Bank.
- Beugen Sie Ihren Oberkörper, bis Ihr Oberkörper parallel zum Boden ist. Zur Unterstützung legen Sie linke Hand auf das andere Ende der Bank.
- Benutzen Sie die rechte Hand, um die Hantel aufzunehmen.
- Die Handfläche sollte zu Ihrem Oberkörper zeigen. Dies ist die Ausgangsposition.
- Atmen Sie aus und ziehen die Kurzhantel an die Seite Ihrer Brust. Halten Sie Ihren Oberarm nahe an der Seite Ihres Körpers, während Sie still bleiben.
- Sobald Ihr Arm den höchsten Punkt in Richtung Ihrer Schulter erreicht, drücken Sie Ihre Rückenmuskulatur zusammen.
- Atmen Sie ein, wenn Sie den Widerstand verringern und die Hantel gerade in die Ausgangsposition senken. Denken Sie daran, die Seiten zu wechseln und mit dem anderen Arm zu wiederholen.

# Beinstrecker

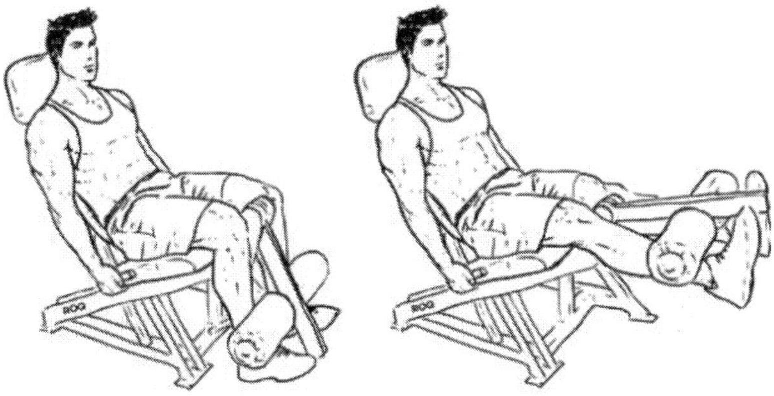

- Wählen Sie Ihr Gewicht und setzen Sie sich auf die Maschine.
- Platzieren Sie Ihre Beine unter dem Pad (über Ihren Füßen) nach vorne zeigend.
- Ergreifen Sie die Seitenleisten. Stellen Sie sicher, dass Ihre Beine in einem Winkel von neunzig Grad zwischen Ihrem unteren und oberen Bein sind.
- Atmen Sie aus und benutzen Sie Ihren Quadrizeps, strecken Sie Ihre Beine bis zum maximalen Punkt vor Ihnen aus.
- Halten Sie diese Position für eine Sekunde.
- Atmen Sie ein und senken Sie das Gewicht langsam auf die ursprüngliche Startposition ab.

# Beinbeuger

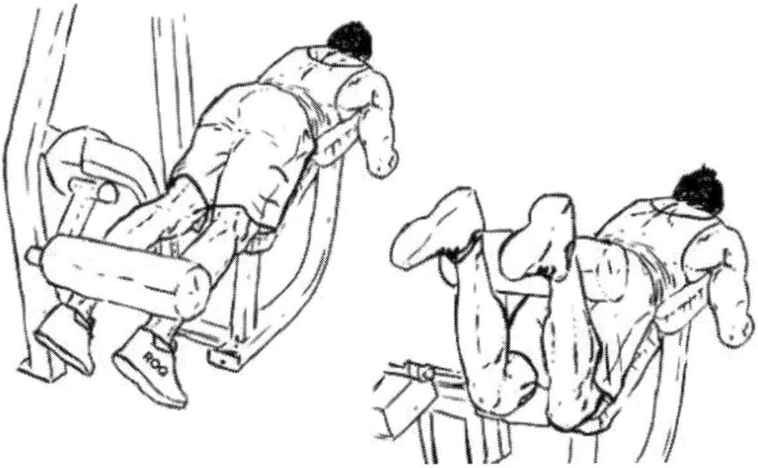

- Setzen Sie sich mit dem Rücken gegen das Rückenpolster und stellen Sie die Maschine auf Ihre Körpergröße ein.
- Legen Sie Ihr Unterbein oben auf den gepolsterten Hebel (ein paar Zentimeter unter Ihren Waden).
- Sichern Sie das Beckenpolster an Ihren Oberschenkeln und über Ihren Knien.
- Fassen Sie die seitlichen Griffe und richten Sie Ihre Zehen gerade aus.
- Ausatmen und beugen Sie Ihre Knie, ziehen den Hebel der Maschine so weit wie möglich unter die Rückseite Ihrer Oberschenkel.
- Halte diese Position für eine Sekunde.
- Atmen Sie ein, wenn Sie langsam in die Ausgangsposition zurückkehren.

<u>Kurzhantel Bankdrücken</u>

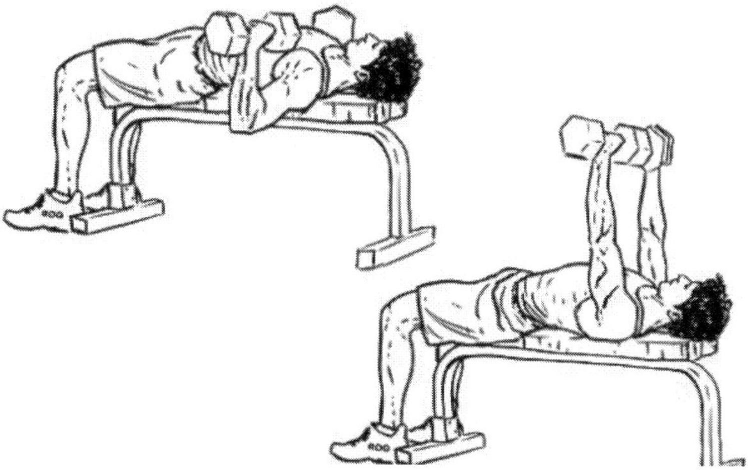

- Legen Sie sich auf eine flache Bank mit einer Hantel in jeder Hand. Die Handflächen werden einander zugewandt.
- Sobald Sie die Schulterbreite erreicht haben, drehen Sie Ihre Handgelenke nach vorne, sodass die Handflächen nach vorne zeigen.
- Die Kurzhanteln sollten nur an den Seiten der Brust sein, wobei Ihre Oberarme und Unterarme einen Winkel von neunzig Grad bilden.
- Atmen Sie aus und benutzen Ihre Brust, um die Hanteln nach oben zu drücken.
- Schließen Sie Ihre Arme an der Oberseite des Aufzugs und spannen Sie Ihre Brust fest an, dann halten Sie eine Sekunde inne.
- Einatmen und langsam die Hanteln senken.

**Tipp:** Das Absenken des Gewichts sollte ungefähr doppelt so lange dauern wie das Abheben.

## Military Press

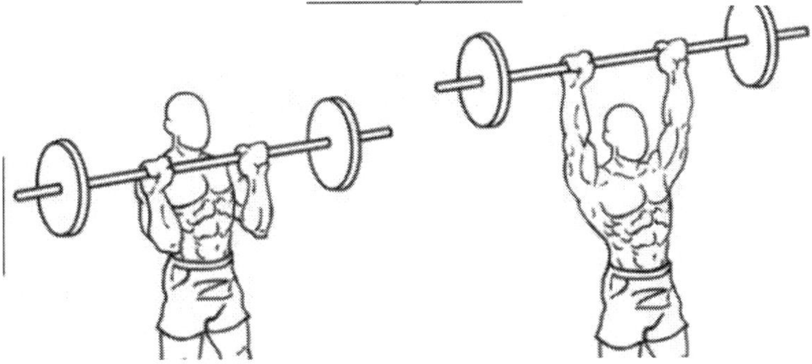

- Positionieren Sie die Langhantel auf dem Rack bis knapp unter Ihre Schulterhöhe. Legen Sie die gewünschten Gewichte auf die Stange.
- Stehen Sie mit Ihren Füßen leicht breiter als Ihre Schultern.
- Nehmen Sie eine Schulterbreite Haltung ein (Füße leicht breiter als Ihre Schultern) und legen Sie Ihre Hände in Schulterbreite an.
- Jetzt greifen Sie die Stange mit den Handflächen zu Ihnen.
- Machen Sie ein Schritt unter die Stange und heben Sie es auf Ihr Schlüsselbein, während Sie Ihren Rücken gerade und in einer neutralen Position halten.
- Gehen Sie zwei Schritte zurück. Einatmen und versteifen.
- Achten Sie auf Ihren Kinn und drücke dann die Stange über Ihren Kopf.
- Halten Sie eine Sekunde an.
- Atmen Sie aus und gehen langsam in die Bewegung, während Sie die Stange wieder auf Ihre Brust legen.

- Wiederholen Sie dies für die gewünschte Anzahl von Wiederholungen und legen Sie die Stange auf das Rack ab, wenn Sie fertig sind.

<u>Stehende Seitheben</u>

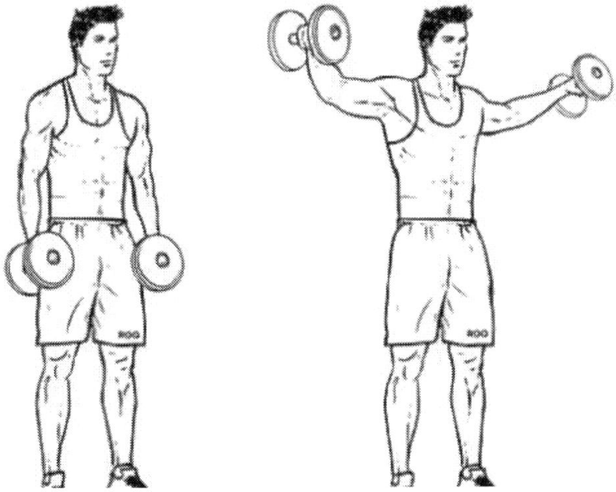

- Wählen Sie ein Paar Hanteln und stehen Sie mit einem geraden Rücken.
- Halten Sie die Hanteln an Ihrer Seite auf Armlänge mit den Handflächen zu den Seiten Ihres Körpers. Dies ist Ihre Ausgangsposition.
- Unter Beibehaltung einer geraden und stillen Oberkörperposition heben Sie die Hanteln von Ihren Seiten mit einer leichten Beugung am Ellenbogen und mit den Händen leicht nach vorne geneigt an.
- Atmen Sie aus, während Sie die Arme anheben, bis sie parallel zum Boden sind und zur Seite zeigen. Sobald Ihre Arme waagerecht sind, pausieren Sie für eine Sekunde.
- Atmen Sie ein, wenn Sie die Hanteln langsam zurück in die Ausgangsposition bringen. Wiederholen Sie dies für die empfohlene Anzahl von Wiederholungen.

## Bankdrücken

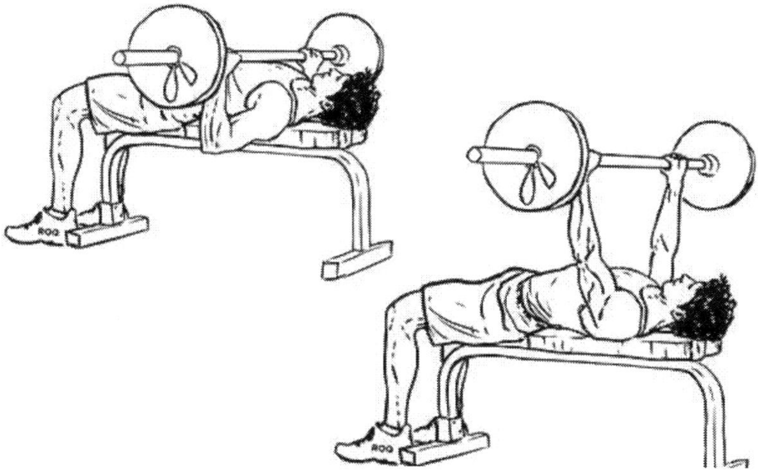

- Verwenden Sie einen Griff mittlerer Breite nur etwas breiter als Ihre Schultern.
- Bilden Sie einen Winkel von neunzig Grad mit Ihren Ellbogen.
- Heben Sie die Stange aus Halterung und halten Sie sie mit fast durchgestreckten Armen über Ihrem Körper. Dies ist Ihre Ausgangsposition.
- Atmen Sie ein und lassen die Stange langsam herunter, bis sie die Mitte Ihrer Brust berührt. Pausieren Sie für eine Sekunde.
- Atmen Sie aus, während Sie die Stange in die Ausgangsposition zurückbringen. Wiederholen Sie die Bewegung für die vorgeschriebene Anzahl von Wiederholungen. Wenn Sie fertig sind, legen Sie die Stange wieder in die Halterung. Es ist ratsam, die Hilfe eines Spotters zu haben.

## Multipresse: Schrägbankdrücken

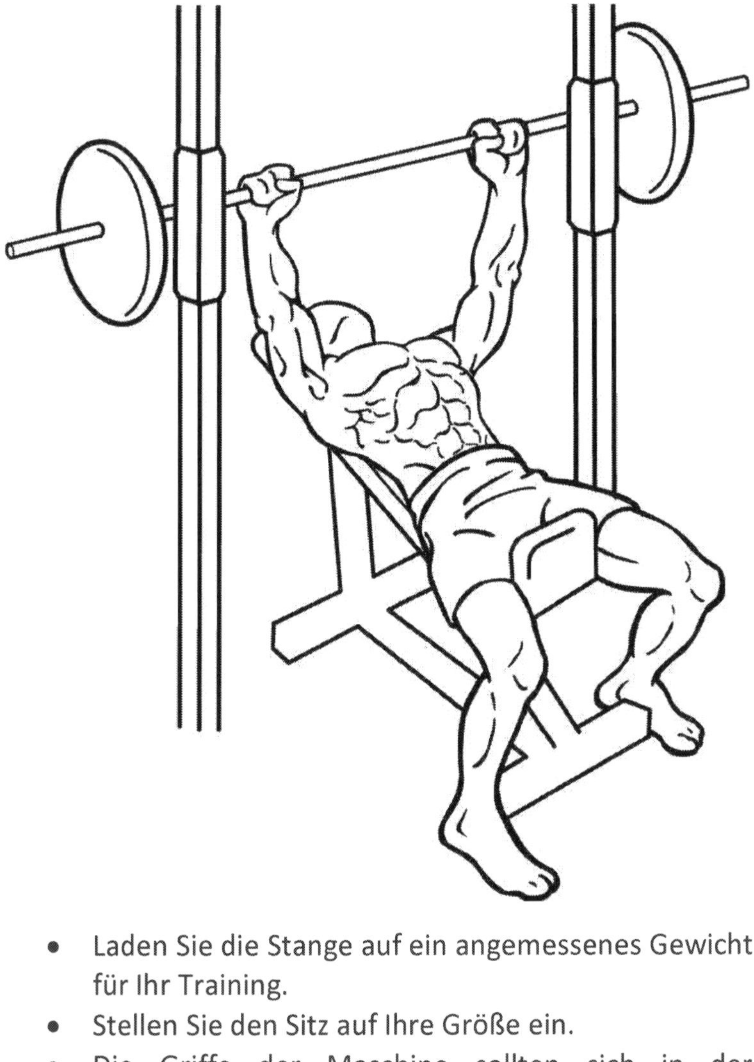

- Laden Sie die Stange auf ein angemessenes Gewicht für Ihr Training.
- Stellen Sie den Sitz auf Ihre Größe ein.
- Die Griffe der Maschine sollten sich in der Ausgangsposition nahe an der Spitze der Brust befinden.
- Ihre Brust und Ihr Kopf sollten oben sein und Ihre Schulterblätter zusammenziehen.

- Atme Sie aus und drücke die Griffe nach vorne, indem Sie die Ellenbogen ausstrecken. Halten Sie für eine Sekunde oben an.
- Atmen Sie ein, wenn Sie das Gewicht langsam in die Startposition bringen.
- Behalten Sie die Spannung Ihrer Muskeln, damit das Gewicht nicht auf der Maschine ruht.
- Schließen Sie Ihre Wiederholungen ab, bevor Sie das Gewicht auf der Maschine ruhen lassen.

## Fly's

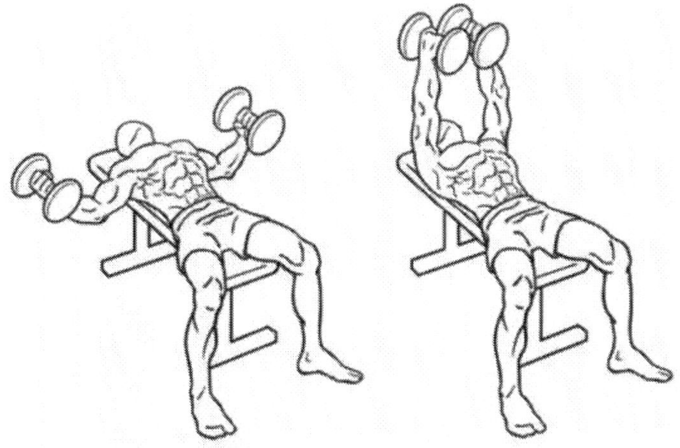

- Nehmen Sie sich ein Paar Kurzhanteln und legen sich flach auf die Bank.
- Positionieren Sie Ihre Arme parallel zum Boden.
- Atme Sie aus und ziehen die Hanteln vor sich zusammen, während Sie Ihre Brust in der Mitte anspannen.
- Halten Sie eine Sekunde lang die Position an.
- Einatmen und langsam in die Ausgangsposition zurückkehren. Nutzen Sie den Widerstand, um Ihre Brustmuskeln zu dehnen, während Sie Ihre Hände seitlich senken. Wiederholen Sie dies für die Anzahl der Wiederholungen in Ihrem Satz. Vergessen Sie nicht zu atmen.

## Stehende Trizeps drücken

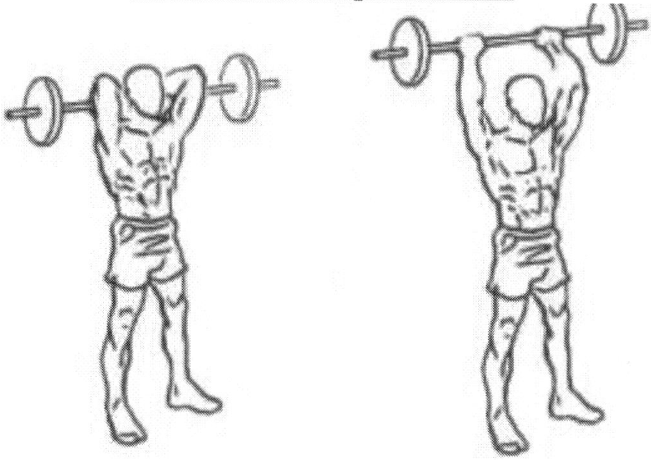

- Stehen und halten Sie eine Langhantel mit beiden Händen. Ihre Hände sollten etwas enger als Schulterbreite voneinander entfernt sein.
- Stehen Sie mit den Füßen schulterbreit auseinander.
- Heben Sie nun die Langhantel über Ihren Kopf, bis Ihre Arme vollständig ausgestreckt sind. Halten Sie die Oberarme dicht an der Seite Ihres Kopfes.
- Senken Sie den Widerstand in einer gewölbten Bewegung hinter Ihrem Kopf, bis Ihre Unterarme Ihren Bizeps berühren. Die Oberarme sollten ruhig bleiben und nur die Unterarme sollten sich bewegen.
- Atmen Sie ein, wenn Sie diesen Schritt machen.
- Atmen Sie aus und kehren Sie mit Ihrem Trizeps in die Ausgangsposition zurück, um die Langhantel zu heben. Wiederholen Sie dies für die empfohlene Anzahl von Wiederholungen in Ihrem Satz.

# Enges Bankdrücken

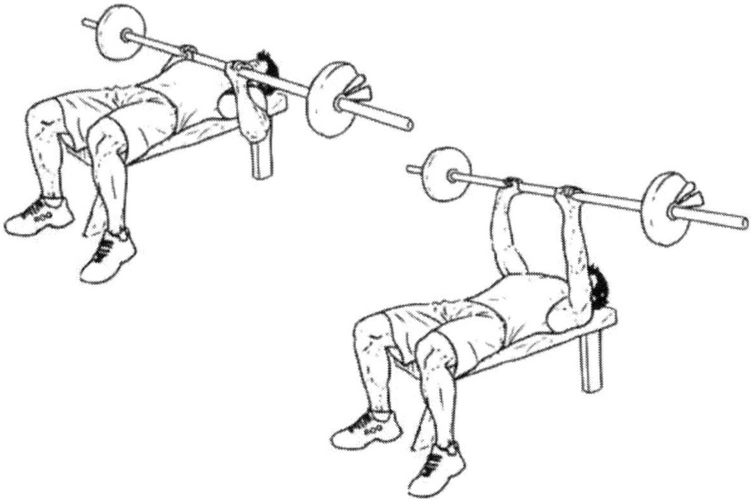

- Legen Sie sich auf eine flache Bank.
- Mit einem engen Griff haben Sie Ihre Hände Schulterbreit nach innen.
- Heben Sie die Stange aus dem Rack und halten Sie sie mit durchgestreckten Armen gerade über sich.
- Atmen Sie ein und lassen Sie die Stange langsam bis zur Brust sinken. Pausieren Sie für eine Sekunde.
- Atmen Sie aus während Sie die Stange wieder zurück in die Ausgangsposition drücken. Tun Sie dies mit Ihrem Trizeps. Strecken Sie die Arme durch, wenn Sie das Limit erreichen.
- Halten Sie kurz inne und machen dann für die vorgeschriebene Anzahl von Wiederholungen weiter.

# FAZIT

Als kleine Zusatzmotivation habe ich für alle Leser dieses Buches eine geschlossene Facebook-Gruppe eingerichtet. Dort können Sie sich mit anderen Gruppenmitgliedern austauschen, ihr könnt Euch gegenseitig helfen und unterstützen. Sie finden es, weiter unten im Text.

# DANKSAGUNG

Ich möchte Ihnen danken, dass Sie sich die Zeit genommen haben, Ihre körperliche Fähigkeiten und Erscheinungsbild auf ein neues Level zu bringen. Ich weiß, dass Sie Erfolg haben werden, wenn Sie Ihre Zeit und Mühe auf lange Sicht investieren. Ich bin so froh, dass ich meine Einsichten mit Ihnen zu diesem Thema teilen konnte, für das ich mich so leidenschaftlich interessiere. Außerdem habe ich das getan, damit Sie Ihre Ziele erreichen können, ohne sich Gedanken über den ganzen BS- und Marktplatz-Hype machen zu müssen, der heutzutage so verwirrend und entmutigend sein kann. Wenn Sie die Tipps in diesem Buch folgen, weiß ich, dass Sie auf dem besten Weg sind, den gewünschten Körper zu bekommen. Ihren Traumkörper! Ich gratuliere Ihnen, dass Sie so weit gekommen sind. Bitte wisse, dass ich Sie "virtuell" anfeuere. Ich wünsche Ihnen viel Glück in der Zukunft und ich sende Ihnen alle meine Gebete und positiven Gedanken auf Ihrer Krafttrainingsreise. Danke, dass Sie Ihre Zeit hier verbracht haben.

P.S. Ich glaube wirklich an Sie! ☺

# KONNTEST DU WAS LERNEN?

Jetzt kommen wir zu dem Teil des Buches, in dem ich Sie um einen kleinen Gefallen bitte. Sollten Sie es nicht bereits wissen, Rezensionen sind ein extrem wichtiger Bestandteil von Produkten. Kunden verlassen sich auf Ihre Rezensionen, wenn sie Kaufentscheidungen treffen. Ihre Rezensionen helfen meinen Büchern innerhalb eines schon fast überfüllten Amazon-Marktplatzes, sichtbarer zu werden.

Sollten Sie Gefallen an diesem Buch gefunden haben, wäre ich Ihnen sehr dankbar für Ihre Bewertung. Um eine Bewertung zu hinterlassen, klicken Sie einfach hier (LINK BUCHPRODUKTSEITE). Schreiben Sie kurz, was Ihnen ganz besonders gut gefallen hat und natürlich auch, sollten Sie etwas vermisst haben. Das dauert nicht länger als 2 Minuten.

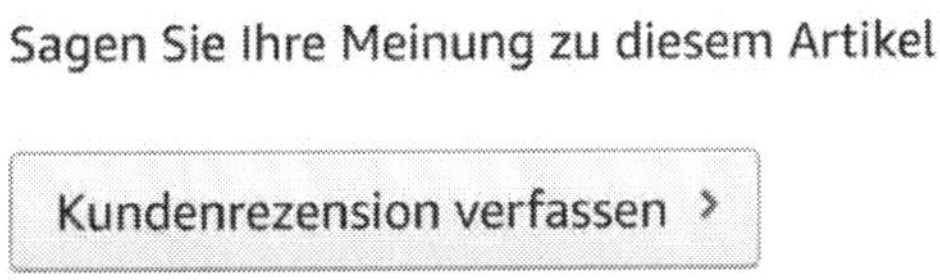


Ich lese wirklich jede Bewertung und jedes persönliche Feedback (DEINE EMAIL). Das hilft mir enorm dabei, meine Bücher stetig zu verbessern. Vielen herzlichen Dank für Ihre Unterstützung.

Mit den besten Wünschen
*IHR AZRAEL*

# Bonus: VIDEOKURS UND FACEBOOK

Um Zugang zum online Videokurs zu bekommen, müssen Sie sich unter **https://goo.gl/sZaKqM** anmelden.

Nach der erfolgreichen Anmeldung haben Sie Zugang zum Kurs.

Wichtig: Schauen Sie sich die Videos über dem PC an, falls es mit dem Smartphone nicht klappt.

Facebook Gruppe finden Sie unter:

**„Erfolgreich Muskelaufbauen und Abnehmen“ oder**

**https://goo.gl/vpHVa5**

## <u>EMPFEHLUNGSWERTE LITARATUR</u>

<u>**Fett verbrennen am Bauch & Intervallfasten & Ketogene Ernährung Rezepte:**</u> *31 Tipps zum schnell abnehmen - Die ultimative Diät Kombi aus 3 Welten - Ergebnisse bereits nach 7 Tagen sichtbar - 3IN1 –* ***Health & Fitness Experts***
<u>**Link zum Buch:** https://goo.gl/WYspfF</u>

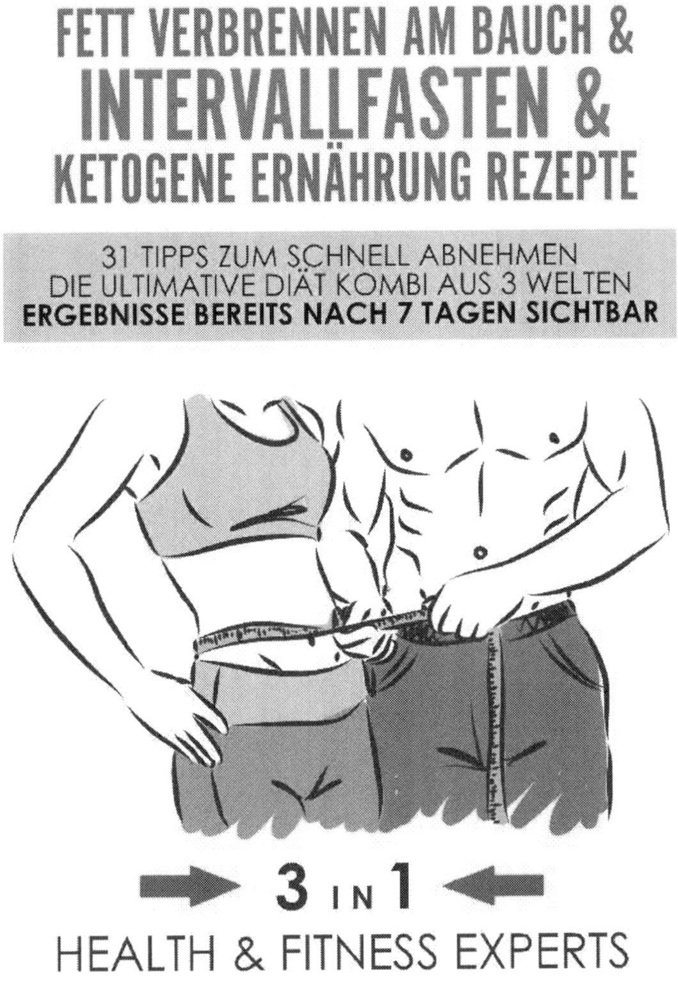

**<u>Stoffwechsel beschleunigen und Stoffwechsel anregen:</u>** *Fett verbrennen am Bauch mit der Stoffwechsel Diät - Schnell und einfach gesund abnehmen mit Entschlacken in 7 Tagen - inkl. 30 Smoothies - 2IN1 –* ***Health & Fitness Experts*** **<u>Link zum Buch:</u>** <u>https://goo.gl/KzHFsf</u>

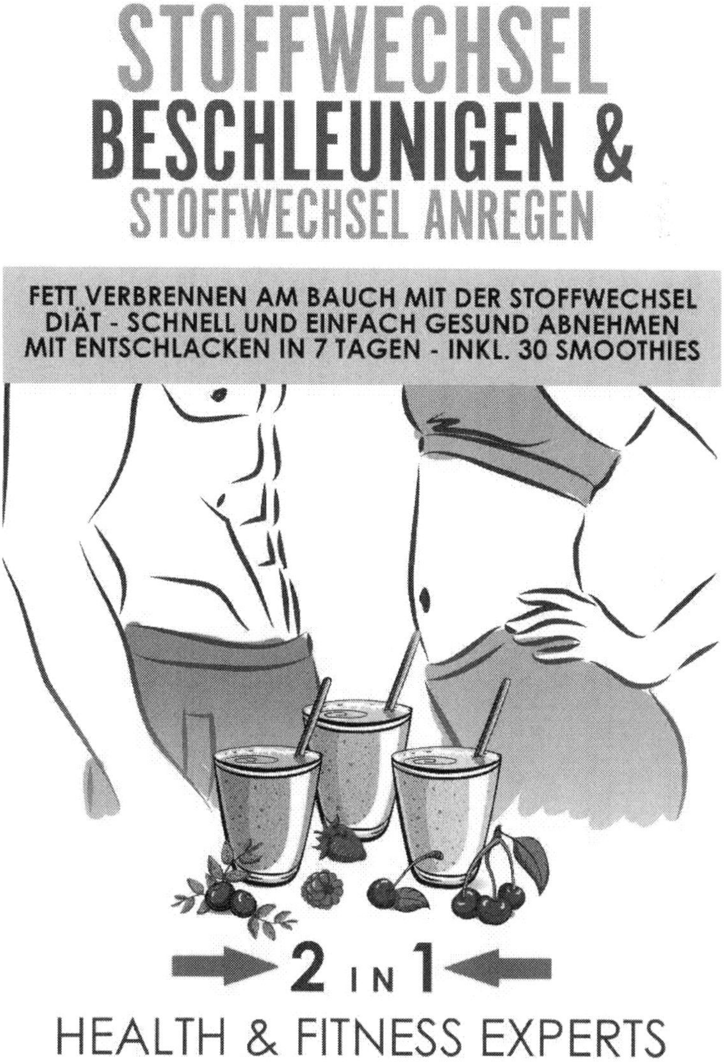

**Zuckerfrei leben & Intervallfasten:**

*Zuckersucht beenden in 3 Tagen und dauerhaft gesund abnehmen mit der Kombilösung 2IN1 Bonus: Rezepte & Videokurs – 2IN1 –* ***Health & Fitness Experts Azrael Fitness***

**Link zum Buch: https://goo.gl/UgNu4V**

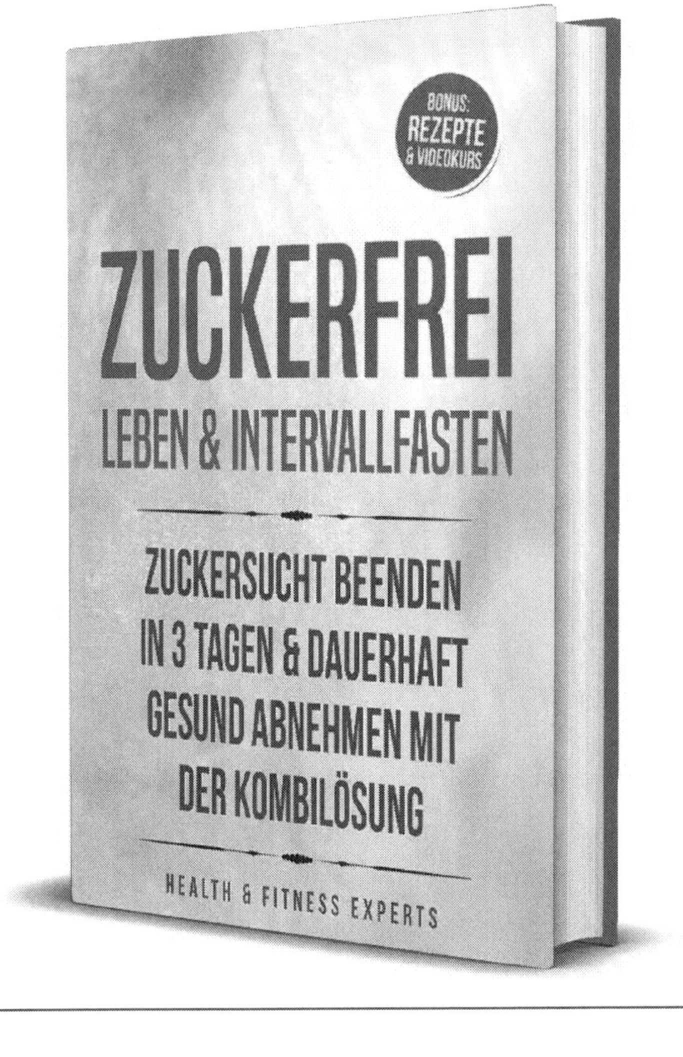

**Meditation für Anfänger:** *Meditation lernen und erfolgreich werden, die Angst bewältigen, Stress abbauen, innere Ruhe und Gelassenheit erleben -*
***William Wood***
**Link zum Buch:** https://goo.gl/RE91od

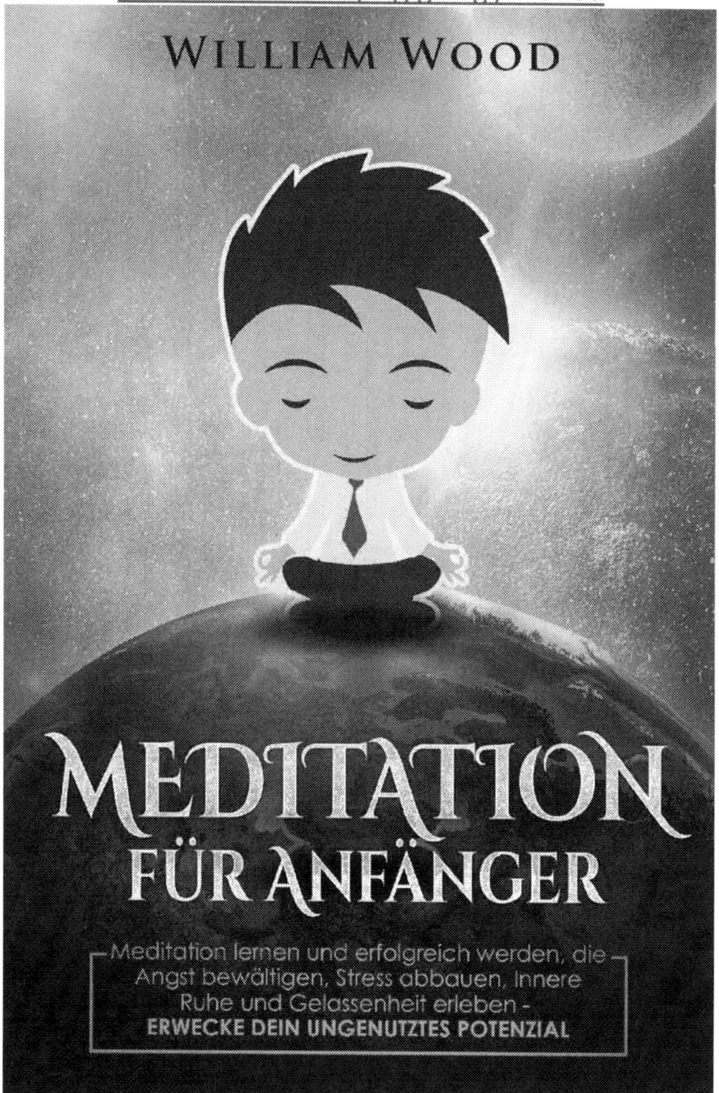

**Erfolgreich werden mit positiven Denken**: *Wie sie glücklich werden und eine Depression überwinden - Wie Sie Erfolg und Glück in Ihr Leben bringen: Ich lebe mein Traumleben, Du kannst das auch!* - ***William Wood***

**Link zum Buch**: https://goo.gl/NkT6UJ

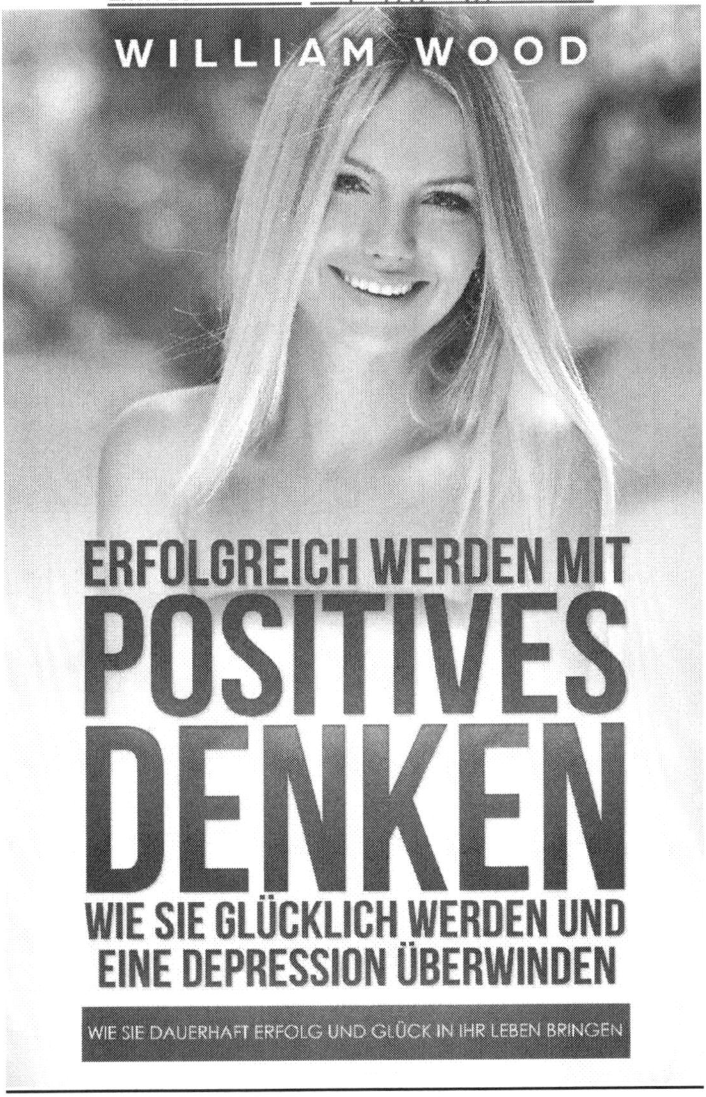

**Zuckerfrei leben & Zuckersucht beenden & Zuckerfreie Ernährung Rezepte:** *Abnehmen ohne Diät und gesund leben ohne Zucker durch Zucker Entgiftung - Bonusbuch: 2 in 1 Rezepte/Pläne* – ***James Wilson***

***Link zum Buch:*** https://goo.gl/Nkue3m

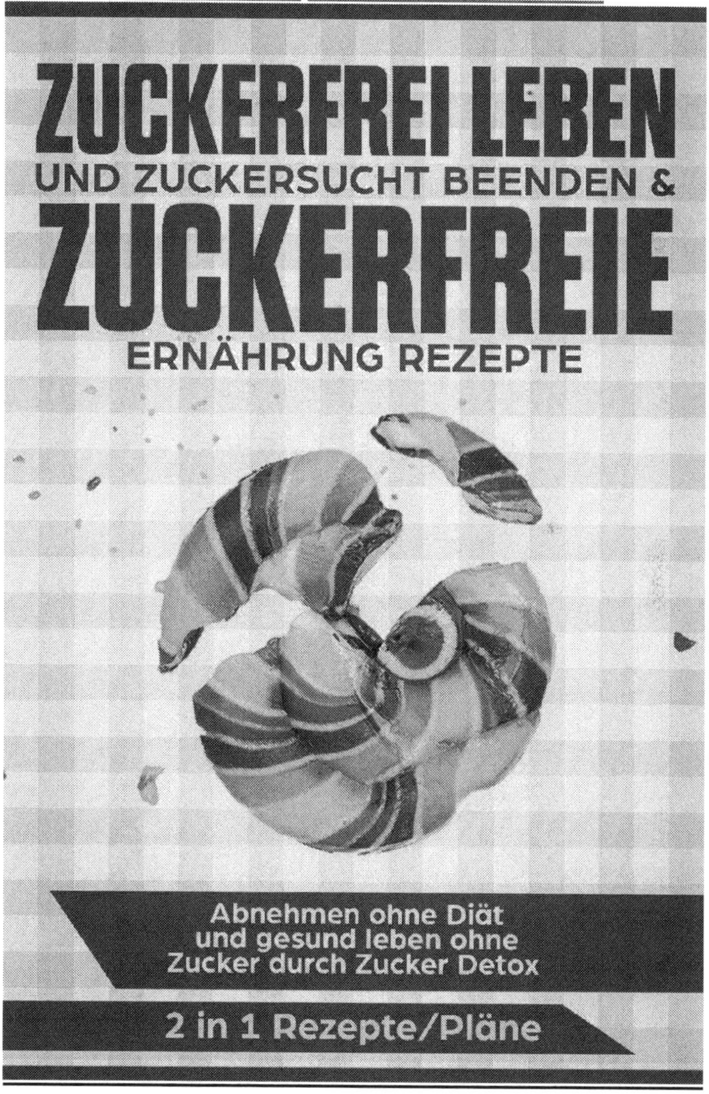

**Für mehr Rezepte für die Ketogene Diät:**

Ketogene Ernährung: *Rezepte für die Diät zum Abnehmen - Low Carb Kochbuch für einen Instant Pot - 55 Neue gesunde Rezepte für einen Schnellkochtopf* – ***Cathrine Brahms***

**Link zum Buch:** https://goo.gl/r6NhLq

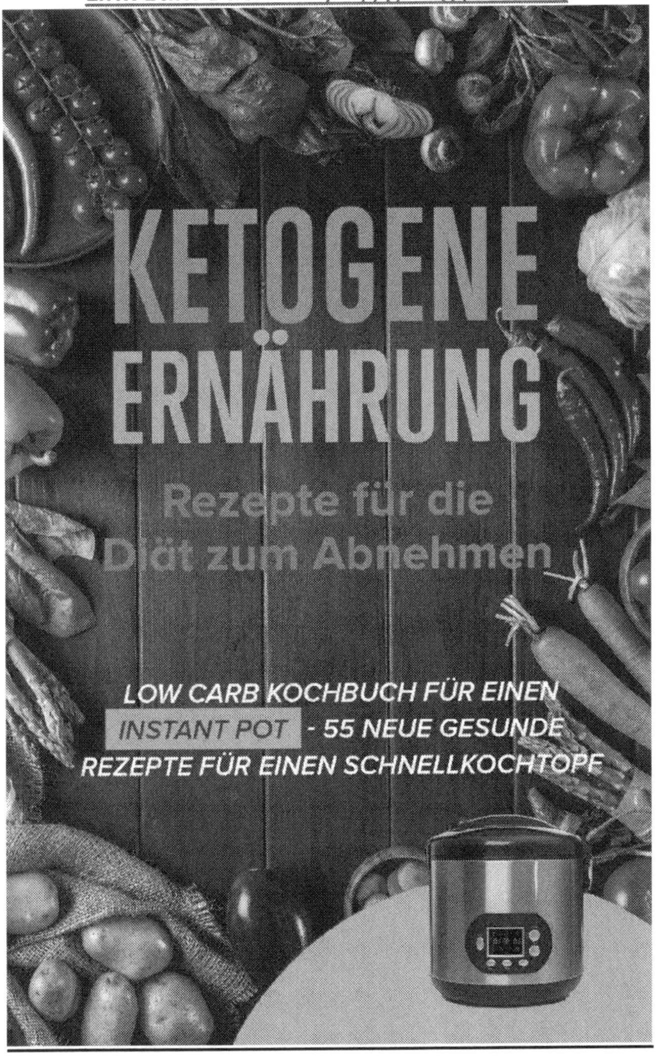

32736151R00072

Printed in Poland
by Amazon Fulfillment
Poland Sp. z o.o., Wrocław